# Volumização Facial

## Abordagem Anatômica

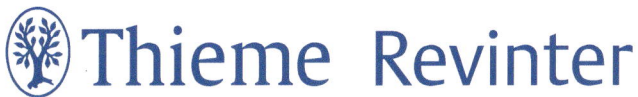

**Dados Internacionais de Catalogação na Publicação (CIP) de acordo com ISBD**

L218v

    Lamb, Jerome Paul
    Volumização Facial: Abordagem Anatômica/Jerome Paul Lamb, Christopher Chase Surek; tradução de Edianez Chimello et al.– Rio de Janeiro: Thieme Revinter Publicações Ltda, 2022.

    90 p.: il.: 21 cm x 28 cm
    Título Original: *Facial volumization: an anatomic approach*
    Inclui bibliografia.
    ISBN   978-65-5572-132-4
    eISBN 978-65-5572-133-1

    1. Medicina. 2. Cirurgia estética. I. Surek, Christopher Chase. II. Título.

2021-4004             CDD: 617.95
                         CDU: 616-089.844

**Elaborado por Vagner Rodolfo da Silva – CRB-8/9410**

**Tradução:**
EDIANEZ CHIMELLO (Caps. 1 e 2)
*Tradutora Especializada na Área da Saúde, SP*

VILMA RIBEIRO DE SOUZA VARGA (Caps. 3 e 4)
*Tradutora Especializada na Área da Saúde, SP*

**Revisão Técnica:**
ANTONIO JULIANO TRUFINO
*Membro Titular da Sociedade Brasileira de Cirurgia Plástica (SBCP)*
*Membro da American Society of Plastic Surgeons (ASPS)*
*Mestre em Medicina pela Universidade do Porto, Portugal*
*Graduado em Medicina pela Universidade Estadual de Londrina (UEL)*
*Residência Médica em Cirurgia Geral pela Universidade Estadual de Londrina (UEL)*
*Residência Médica em Cirurgia Plástica pelo Hospital Fluminense – Serviço do Prof. Ronaldo Pontes (MEC e SBCP)*
*Diretor da Clínica Trufino – São Paulo, SP*
*Cirurgião Plástico do Hospital Fluminense – Serviço do Prof. Ronaldo Pontes – Rio de Janeiro, RJ*

Título original:
*Facial volumization: an anatomic approach*
Copyright © 2018 by Thieme Medical Publishers, Inc.
ISBN 978-1-62623-694-3

© 2022 Thieme. All rights reserved.

Thieme Revinter Publicações Ltda.
Rua do Matoso, 170
Rio de Janeiro, RJ
CEP 20270-135, Brasil
http://www.ThiemeRevinter.com.br

Thieme USA
http://www.thieme.com

Design de Capa: © Thieme

Impresso no Brasil por Forma Certa Gráfica Digital Ltda.
5 4 3 2 1
ISBN 978-65-5572-132-4

Também disponível como eBook:
eISBN 978-65-5572-133-1

**Nota:** O conhecimento médico está em constante evolução. À medida que a pesquisa e a experiência clínica ampliam o nosso saber, pode ser necessário alterar os métodos de tratamento e medicação. Os autores e editores deste material consultaram fontes tidas como confiáveis, a fim de fornecer informações completas e de acordo com os padrões aceitos no momento da publicação. No entanto, em vista da possibilidade de erro humano por parte dos autores, dos editores ou da casa editorial que traz à luz este trabalho, ou ainda de alterações no conhecimento médico, nem os autores, nem os editores, nem a casa editorial, nem qualquer outra parte que se tenha envolvido na elaboração deste material garantem que as informações aqui contidas sejam totalmente precisas ou completas; tampouco se responsabilizam por quaisquer erros ou omissões ou pelos resultados obtidos em consequência do uso de tais informações. É aconselhável que os leitores confirmem em outras fontes as informações aqui contidas. Sugere-se, por exemplo, que verifiquem a bula de cada medicamento que pretendam administrar, a fim de certificar-se de que as informações contidas nesta publicação são precisas e de que não houve mudanças na dose recomendada ou nas contraindicações. Esta recomendação é especialmente importante no caso de medicamentos novos ou pouco utilizados. Alguns dos nomes de produtos, patentes e design a que nos referimos neste livro são, na verdade, marcas registradas ou nomes protegidos pela legislação referente à propriedade intelectual, ainda que nem sempre o texto faça menção específica a esse fato. Portanto, a ocorrência de um nome sem a designação de sua propriedade não deve ser interpretada como uma indicação, por parte da editora, de que ele se encontra em domínio público.

Todos os direitos reservados. Nenhuma parte desta publicação poderá ser reproduzida ou transmitida por nenhum meio, impresso, eletrônico ou mecânico, incluindo fotocópia, gravação ou qualquer outro tipo de sistema de armazenamento e transmissão de informação, sem prévia autorização por escrito.

Este livro é dedicado àqueles colegas que me incentivaram e mentorearam ao longo do caminho. Mais notavelmente, agradeço a Glenn Jelks, Bryan Mendelson e Val Lambros, que viram o valor de nossa pesquisa preliminar e nos incentivaram a publicar. Durante meu tempo de formação, foram Don Kaminski, George Block e Gus Colon, que me proporcionaram orientação e apoio na escola médica, em cirurgia geral e na residência em cirurgia plástica, o que agraciou a minha vida. Por fim, este livro é dedicado à minha esposa Carri, meu filho Jake e minha filha Madi, que renunciaram ao tempo comigo, tempo que não poderei devolver, a fim de que eu realizasse um sonho.

*Jerome Paul Lamb*

Dedico este livro àqueles que me têm amado, apoiado e inspirado. Quero agradecer a meus mentores na educação, que estabeleceram grandes exemplos para eu seguir. Minha verdadeira companheira, Krystle Surek, eu lhe agradeço a paciência durante este processo e a compreensão de minha paixão por este campo. A Sharon Surek e Christopher L. Surek que me incentivaram a perseguir meus sonhos e personificaram os valores da humildade e amor incondicional. Ao meu avô Richard Weber, que me mostrou que a vida é o que fazemos dela e que desistir jamais é uma opção. Por fim, a nossos pacientes passados, presentes e futuros — são os instrumentos pelos quais somos medidos e espero sinceramente que esta obra se traduza em felicidade e alegria renovadas em suas vidas.

*Christopher Chase Surek*

# Sumário

**Sumário dos Vídeos** ................................................................................................................................ ix

**Prefácio** .................................................................................................................................................... xi

**Apresentação** ......................................................................................................................................... xiii

**Colaboradores** ....................................................................................................................................... xv

**1   O Terço Médio da Face** ................................................................................................................... 3
    *Jerome Paul Lamb ▪ Christopher Chase Surekw*

**2   Anatomia Linfática da Pálpebra Inferior e da Região Malar da Face** ....................................... 27
    *Sajna Shoukath ▪ Mark Winter Ashton*

**3   Área Perioral, Queixo e *Jowl*** ......................................................................................................... **37**
    *Jerome Paul Lamb ▪ Christopher Chase Surek ▪ James D. Vargo*

**4   A Têmpora e a Sobrancelha** ........................................................................................................... 61
    *Jerome Paul Lamb ▪ Christopher Chase Surek*

**Índice Remissivo** ................................................................................................................................... 71

# Sumário dos Vídeos

## 1. O Terço Médio da Face

| Vídeo | QR Code | Vídeo URL |
|---|---|---|
| Vídeo 1.1<br>Pneumatização do Espaço Piriforme Profundo | | https://www.thieme.de/de/q.htm?p=opn/cs/18/8/7229946-a1e85 |
| Vídeo 1.2<br>Aumento do Terço Médio da Face | | https://www.thieme.de/de/q.htm?p=opn/cs/18/8/7229947-a1e85 |
| Vídeo 1.3<br>Anatomia Vascular da Face | | https://www.thieme.de/de/q.htm?p=opn/cs/18/8/7229948-da35c |
| Vídeo 1.4<br>Abordagem do Sulco Lacrimal pelo Espaço Piriforme Profundo | | https://www.thieme.de/de/q.htm?p=opn/cs/18/8/7229949-da35c |
| Vídeo 1.5<br>DeMaio V1 e V2 | | https://www.thieme.de/de/q.htm?p=opn/cs/18/8/7229950-2ae9d |

## 3. Área Perioral, Mento e *Jowl*

| Vídeo | QR Code | Vídeo URL |
|---|---|---|
| Vídeo 3.1<br>Sulco Nasolabial e Linhas de Marionete | | https://www.thieme.de/de/q.htm?p=opn/cs/18/8/7229951-2ae9d |
| Vídeo 3.2<br>Pregas Nasolabiais com Cânula e Injeção no Espaço Piriforme Profundo | | https://www.thieme.de/de/q.htm?p=opn/cs/18/8/7229952-c8fac |
| Vídeo 3.3<br>Anestesia | | https://www.thieme.de/de/q.htm?p=opn/cs/18/8/7229953-c8fac |
| Vídeo 3.4<br>Construção de um Lábio Superior Mais Preenchido: Compartimento de Gordura Retro-orbicular da Boca | | https://www.thieme.de/de/q.htm?p=opn/cs/18/8/7229954-b2f33 |
| Vídeo 3.5<br>*Crosshatching* | | https://www.thieme.de/de/q.htm?p=opn/cs/18/8/7229955-b2f33 |

| Vídeo | QR Code | Vídeo URL |
|---|---|---|
| Vídeo 3.6<br>Rolo Branco e Filtro | | https://www.thieme.de/de/q.htm?p=opn/cs/18/8/7229956-6dddd |
| Vídeo 3.7<br>Selagem da Comissura | | https://www.thieme.de/de/q.htm?p=opn/cs/18/8/7229957-6dddd |
| Vídeo 3.8<br>Realce do Vermelhão | | https://www.thieme.de/de/q.htm?p=opn/cs/18/8/7229958-b1ec1 |
| Vídeo 3.9<br>Aumento do Músculo Orbicular da Boca no Envelhecimento | | https://www.thieme.de/de/q.htm?p=opn/cs/18/8/7229959-409f8 |
| Vídeo 3.10<br>Restauração do Rolo Branco do Lábio Inferior | | https://www.thieme.de/de/q.htm?p=opn/cs/18/8/7229960-409f8 |
| Vídeo 3.11<br>Realce do Lábio Inferior | | https://www.thieme.de/de/q.htm?p=opn/cs/18/8/7229961-dc681 |
| Vídeo 3.12<br>Região Pré-*Jowl* | | https://www.thieme.de/de/q.htm?p=opn/cs/18/8/7229962-5e91c |

## 4. Região Temporal e da Sobrancelha

| Vídeo | QR Code | Vídeo URL |
|---|---|---|
| Vídeo 4.1<br>Volumização dos Compartimentos de Gordura Temporal e da Bochecha Lateral | | https://www.thieme.de/de/q.htm?p=opn/cs/18/8/7229963-274fe |
| Vídeo 4.2<br>Volumização da Parte Superior da Sobrancelha | | https://www.thieme.de/de/q.htm?p=opn/cs/18/8/7229964-17c95 |
| Vídeo 4.3<br>*Swift: One Up/One Over* | | https://www.thieme.de/de/q.htm?p=opn/cs/18/8/7229965-a8551 |

# Prefácio

Quando jovem cirurgião plástico, lembro-me bem de como o interior da face parecia um território misterioso e perigoso em que tudo era muito parecido, e apenas a obediência ao ritual empírico da operação do *lifting* facial me dava segurança. Com o passar do tempo, as alterações crescentemente sutis da anatomia se tornaram velhas amigas, enquanto eu passava por elas na cirurgia. Contemplava os ligamentos retentores da face – finos e fracos individualmente, porém muito potentes quando agregados. Prosseguindo, comecei a compreender como a anatomia contribuía para a aparência da face e como tal conhecimento poderia ser uma ferramenta para compreender a face idosa e os melhores modos de fazer sua reabilitação. Conhecimento é poder.

Ao substituir ou acrescentar volume à face envelhecida, as sutilezas da colocação passaram de ignoradas a óbvias. A princípio, fica-se feliz porque uma área pode ser absolutamente preenchida. À medida que o tempo passa, aumentam os poderes de observação e de discriminação até o ponto em que as primeiras tentativas parecem grosseiras e sem arte e se fazem empenhos por resultados mais graciosos e menos exagerados.

Quase todas as modificações estéticas da face baseiam-se na anatomia, cujos detalhes geralmente são a última consideração do profissional da estética. Os *liftings* faciais foram feitos por aproximadamente seis décadas antes que a anatomia do nervo facial fosse compreendida. Os primeiros anos do uso de preenchedores foram, em sua maior parte, de preenchimento de rugas. Os profissionais tinham muito pouca compreensão da relação da localização e da profundidade de colocação com os resultados até aproximadamente uma década depois de sua introdução, tempo em que finalmente se estabeleceu o uso mais balanceado e volumétrico dos preenchedores. Os *lasers* cosméticos foram aceitos muito rapidamente antes que fosse apreciada a ocorrência da despigmentação tardia. Seria possível concluir que a adoção comercial precoce de uma técnica impossibilita o estudo atencioso da ciência subjacente a ela.

As coisas têm mudado: agora ganhamos muita sabedoria sobre os muitos aspectos da face. O estudo da anatomia facial tem florescido nos últimos anos; prestando-se mais atenção às áreas de interesse percebidas, pode-se observar que as estruturas que definem as faces de diferentes idades se alteram de forma compreensível e não de modo misterioso e arbitrário.

Os Drs. Lamb e Surek nos dão um volume notável sobre anatomia facial, compilando informações de outros autores, mas também incluindo extensas dissecções claras e descrições deles próprios. As maiores ferramentas de explicação, os diagramas, são particularmente valiosos por serem concisos e corretos e abordarem os interesses do médico. Revela-se que os fenômenos anatômicos da face, depressões, ondulações, elevações e outros têm suas origens profundamente na face de modos que não são intuitivos. Os tratamentos podem ser feitos mais racionalmente com tais conhecimentos, e muitos estão incluídos neste volume. Conhecimento é poder. Este livro é importante passo à frente na compreensão não apenas da anatomia seca da face, mas em como funciona e como pode ser modificada para melhor. Para qualquer estudante da face, recomenda-se estudar o tópico e este livro em particular.

*Val Lambros, MD*

# Apresentação

Bryan Mendelson assim se exprimiu muito bem: "Os seres humanos são a única espécie no planeta cuja idade se mostra na face." Tratar a face em processo de envelhecimento é um dos grandes desafios da cirurgia estética, e a reposição de volume é componente crítico do algoritmo de tratamento. Embora as técnicas de volumização sejam comumente realizadas, ainda são relativamente subjetivas e costumam se basear no "olho estético" do profissional que realiza o procedimento. Como anatomistas e cirurgiões, acreditamos em um conhecimento forte da anatomia facial como crítico para que o profissional tenha precisão, segurança e consistência ao realizar a volumização facial. Embora haja vários trabalhos publicados sobre os componentes individuais da face, não há uma síntese abrangente da anatomia facial específica para as técnicas de preenchimento. Este livro se destina a cobrir a lacuna entre o laboratório de anatomia e sua clínica de preenchimento. Pretendemos destilar detalhes anatômicos de alto rendimento clinicamente relevantes das regiões comumente preenchidas na face, e orientar o clínico na condução segura desses procedimentos.

As ilustrações de página inteira levarão o leitor a atravessar cada camada da face, de profunda a superficial, para demonstrar a construção do arcabouço dessa complexa paisagem anatômica. Ao percorrer as páginas, o leitor chegará a novas camadas anatômicas. No lado esquerdo da página, o leitor encontrará uma sinopse escrita dos componentes vascular, muscular, ligamentar e adiposo da camada específica, pareada com fotografias de cadáveres. Pessoalmente, achamos que a sinergia entre as descrições anatômicas e a ilustração médica nos equipam com um "instantâneo" em que podemos pensar quando estivermos preenchendo essas regiões em nossos pacientes. Esperamos que esta apresentação melhore sua compreensão sobre a profundidade e o plano de injeção. Ao final dos Capítulos 1, 2 e 4, compartilhamos nossas técnicas preferidas para volumização em cada região; essas descrições são acompanhadas por uma ilustração médica retratando a anatomia crítica para a técnica definida.

O material em vídeo suplementar que acompanha o livro levará o leitor, passo a passo a cada técnica, sendo realizada em um paciente. Esses vídeos contêm ilustrações médicas no canto superior da tela para o leitor visualizar a anatomia à medida que se realiza o preenchimento. A natureza deslizante e os planos dinâmicos da face criam um desafio formidável para o médico injetor ao tratar uma face idosa. Por favor considere este livro um companheiro, caixa de ferramentas e potencial "arma secreta" a auxiliar você em obter resultados estéticos ótimos para seus pacientes.

*Jerome Paul Lamb e Christopher Chase Surek*

# Colaboradores

**Mark Winter Ashton, MD**
Professor
Department of Surgery
University of Melbourne
Parville, Victoria, Australia

**Jerome Paul Lamb, MD, FACS**
Plastic Surgeon Diplomate of the American Board of Plastic Surgery, Inc.
Ceterpoint Medical Center, Truman Medical Center
Independence, Missouri, United States

**Sajna Shoukath, PhD**
Student
Department of Surgery
University of Melbourne
Parville, Victoria, Australia

**Christopher Chase Surek, DO**
Chief Resident
Department of Plastic Surgery
University of Kansas Medical Center
Overland Park, Kansas, United States

**James D. Vargo, MD**
Residente Physician
Department of Plastic Surgery
University of Kansas Medical Center
Kansas City, Missouri, United States

# Volumização Facial

## Abordagem Anatômica

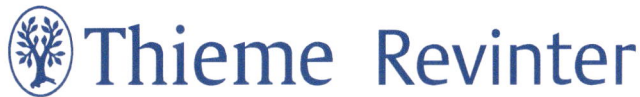

# Capítulo 1
## O Terço Médio da Face

| | |
|---|---:|
| O Ligamento Retentor Orbital, os Ligamentos Zigomaticocutâneos, os Ligamentos Retentores Maxilares e os Ligamentos Massetéricos | 3 |
| O Coxim Adiposo Pré-Periosteal e o Espaço Piriforme Profundo | 6 |
| O Espaço Pré-Zigomático | 8 |
| Os Compartimentos Adiposos Suborbiculares do Olho Medial e Lateral e o Compartimento Adiposo Medial Profundo da Face | 10 |
| A Anatomia Vascular do Terço Médio da Face | 14 |
| O Espaço Pré-Maxilar | 16 |
| O Compartimento Adiposo Infraorbital ("Bolsa Malar") e os Compartimentos Superficiais da Face | 18 |
| Técnicas Preferidas dos Autores para Volumização do Terço Médio da Face | 20 |

# 1 O Terço Médio da Face

*Jerome Paul Lamb ▪ Christopher Chase Surekw*

## O Ligamento Retentor Orbital, os Ligamentos Zigomaticocutâneos, os Ligamentos Retentores Maxilares e os Ligamentos Massetéricos

O terço médio da face consiste em compartimentos adiposos profundos e superficiais, juntamente com dois espaços anatômicos relevantes. A abordagem desses espaços e compartimentos foi previamente publicada. A importância de receptores hormonais foi postulada, mas ainda não foi investigada, como causa para a descida do terço médio da face, resultando no aspecto envelhecido. Lambros postulou que o envelhecimento do terço médio da face fosse resultado da perda de volume, e não do relaxamento ligamentar ou da pele. Estudos sugerem uma atrofia seletiva dos compartimentos adiposos profundos e uma hipertrofia relativa da gordura superficial. Isso corresponde ao tamanho maior dos adipócitos na gordura superficial, em comparação com a gordura profunda. O recente conceito proposto de pseudoptose ou de deflação seletiva do compartimento adiposo profundo, levando à perda do suporte e à flacidez da gordura superficial da face, levou os autores a preconizarem as técnicas de volumização profunda. Sentimos que a real decisão reside em fazer a injeção em um plano subSMAS (sistema músculo aponeurótico superficial, conforme a sigla em Inglês) ou supraSMAS. Este capítulo demonstrará a anatomia de profunda a superficial, retratando alvos anatômicos principais para a injeção.

Com a finalidade de divisão anatômica, pode-se dividir o terço médio da face em regiões superior e inferior por uma linha topográfica imaginária, atravessando da base do sulco alar à ponta superior do trago (**Fig. 1.1**). Essa linha corresponde ao trajeto dos ligamentos retentores zigomaticocutâneos que se originam do osso e se inserem na pele (**Fig. 1.2**). Essa linha atua como equador entre duas regiões anatômicas distintamente diferentes: a face com sustentação óssea e a face móvel.

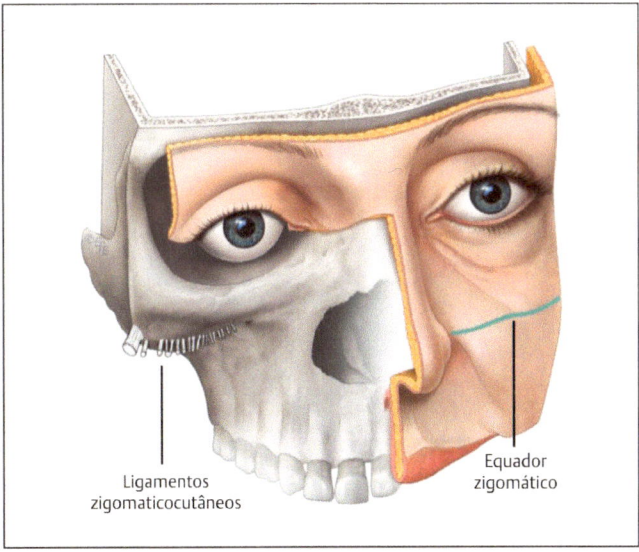

**Fig. 1.1** O equador zigomático (*linha turquesa*) divide em duas partes o terço médio da face e se correlaciona anatomicamente com os ligamentos zigomaticocutâneos.

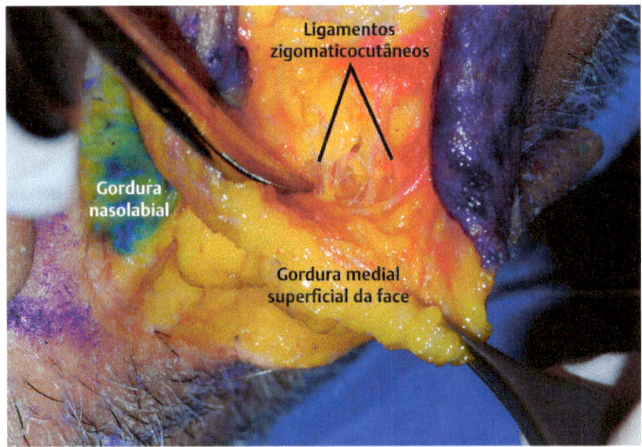

**Fig. 1.2** Os ligamentos zigomaticocutâneos formam a borda inferior "em rede" do espaço pré-zigomático. Os ligamentos servem para partição das partes superior e inferior do terço médio da face respectivamente.

## Parte Superior do Terço Médio da Face

O ligamento retentor orbital (LRO) é uma estrutura bilaminar que se origina no ligamento do sulco lacrimal. O LRO coalesce com o espessamento orbital lateral ao atravessar ao longo da abertura orbital. O LRO separa o espaço pré-septal do espaço pré-zigomático na parte superior do terço médio da face.

Além dos ligamentos zigomaticocutâneos, o ligamento zigomático principal se situa na transição óssea entre a parte lateral e a anterior do terço médio da face na deflexão maxilar. Como os ligamentos se alinham com membranas vascularizadas, esta região é clinicamente denominada retalho de MacGregor.

## Parte Inferior do Terço Médio da Face

Na superfície da parte anterior do maxilar, situam-se os ligamentos retentores maxilares. A relevância clínica será discutida à frente neste capítulo em correlação com o espaço pré-maxilar. Lateralmente, os ligamentos massetéricos superior e inferior dividem lateralmente o "SMAS fixo" do "SMAS móvel" anteriormente.

A **Fig. 1.3** apresenta a anatomia macroscópica dos ligamentos discutidos nesta seção.

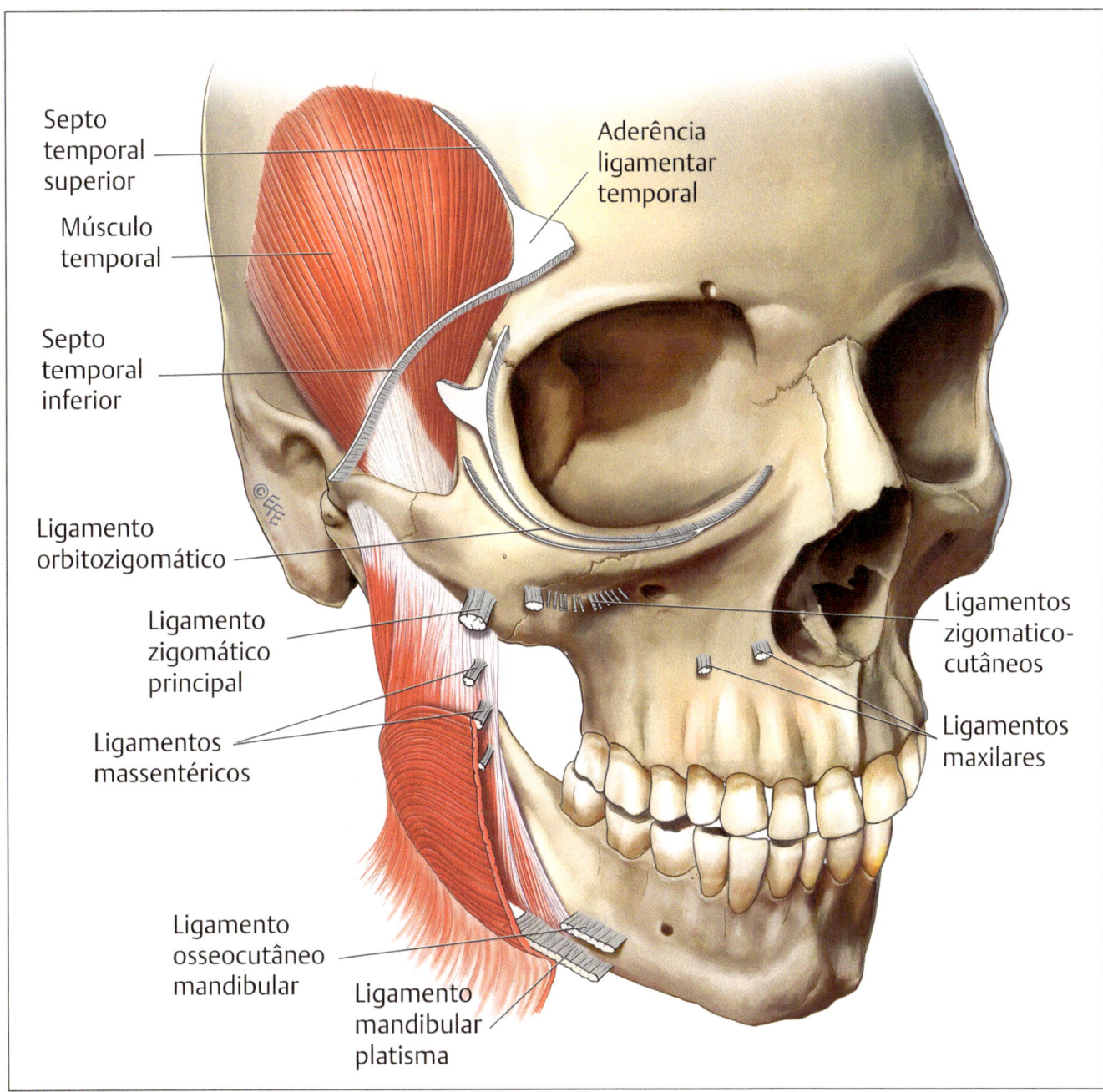

**Fig. 1.3** Ilustração médica dos ligamentos retentores principais do terço médio da face; o ligamento orbitozigomático, o ligamento zigomático principal, os ligamentos zigomaticocutâneos e os ligamentos maxilares e massetéricos.

## O Coxim Adiposo Pré-Periosteal e o Espaço Piriforme Profundo

### Parte Superior do Terço Médio da Face

Na parte superior do terço médio da face, profundamente ao orbicular do olho situam-se duas camadas dos compartimentos adiposos: o compartimento adiposo pré-periosteal e o compartimento da gordura suborbicular do olho (SOOF), respectivamente. A SOOF será discutida e demonstrada à frente neste capítulo. No entanto, profundamente à SOOF e ao espaço pré-zigomático, encontra-se o compartimento adiposo pré-periosteal (**Fig. 1.4**). Essa gordura fica aderente ao osso do maxilar e, na dissecção cadavérica, frequentemente se nota que é coberta por fáscia densa.

### Parte Inferior do Terço Médio da Face

Profundamente na parte anterior do maxilar, situa-se o espaço piriforme profundo (**Fig. 1.5**). O espaço piriforme profundo passa profundamente à artéria angular e é limítrofe à abertura piriforme reentrante (**Fig. 1.6**). Postulamos que, com a idade, o espaço piriforme recua, assim aumentando o tamanho do espaço. Em um estudo cadavérico, verificamos que a artéria angular atravessa lateral e superficialmente o espaço e, portanto, não é pré-periosteal nesse nível. Esse é um achado importante para quem faz o preenchimento, pois a volumização no espaço piriforme profundo não é apenas efetiva no apagamento do recesso piriforme, mas também pode ser feita seguramente sem preocupação com um comprometimento intravascular. A pneumatização do espaço pela cânula demonstra sua conexão profunda com a parte superior do terço médio da face através de um viaduto não definido (**Vídeo 1.1**). Os levantadores do lábio cobrem também esse espaço, enviando fibras entrelaçadas ao sulco nasolabial (**Fig. 1.7**). A volumização deste espaço pode diminuir o efeito de braço de momento desses músculos sobre a elevação e o apagamento do sulco nasolabial. O limite cranial tanto do espaço piriforme profundo quanto do espaço pré-maxilar é o ligamento do sulco lacrimal.

A **Fig. 1.8** apresenta a anatomia macroscópica dos compartimentos adiposos e os espaços subSMAS discutidos nesta seção.

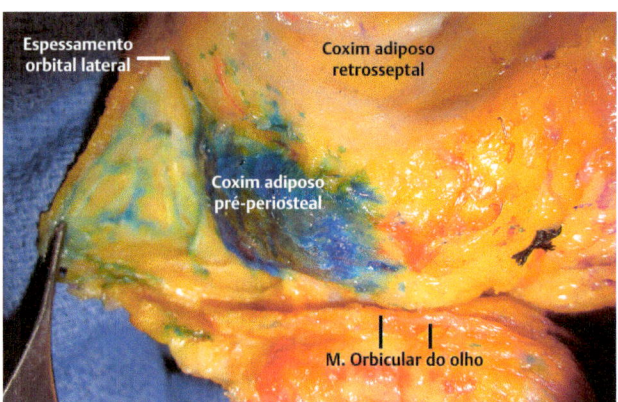

**Fig. 1.4** O coxim adiposo pré-periosteal situa-se no espaço pré-zigomático aderente ao maxilar.

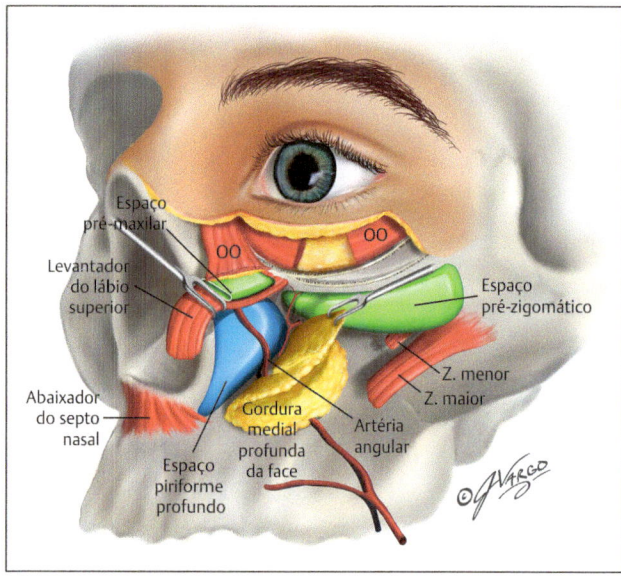

**Fig. 1.5** Ilustração médica do espaço piriforme profundo e de importantes estruturas anatômicas adjacentes. (Extraída de Surek C, Vargo J, Lamb J. Deep pyriform space: anatomical clarifications and clinical implications. Plast Reconstr Surg. 2016;138(1). 2016 com permissão.)

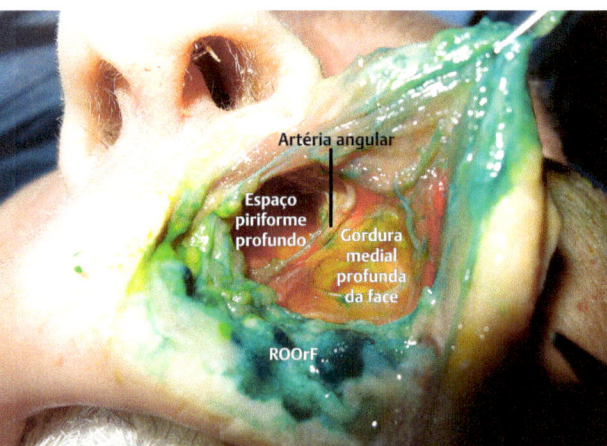

**Fig. 1.6** O espaço piriforme profundo é cercado medialmente pela abertura piriforme e pelo abaixador nasal. A artéria angular tem um trajeto entre o espaço e o compartimento da gordura medial profunda da face. Observa-se que a artéria não está diretamente sobre o periósteo, mas é superficial e lateral no interior do teto do espaço. (Extraída de Surek C, Vargo J, Lamb J. Deep pyriform space: anatomical clarifications and clinical implications. Plast Reconstr Surg. 2016;138(1). 2016 com permissão.)

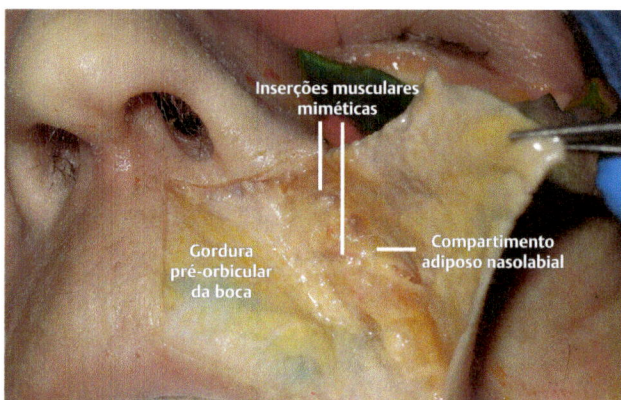

**Fig. 1.7** Demonstração das inserções musculares miméticas no sulco nasolabial. (Extraída de Surek C, Vargo J, Lamb J. Deep pyriform space: anatomical clarifications and clinical implications. Plast Reconstr Surg. 2016;138(1). 2016 com permissão.)

# O Terço Médio da Face

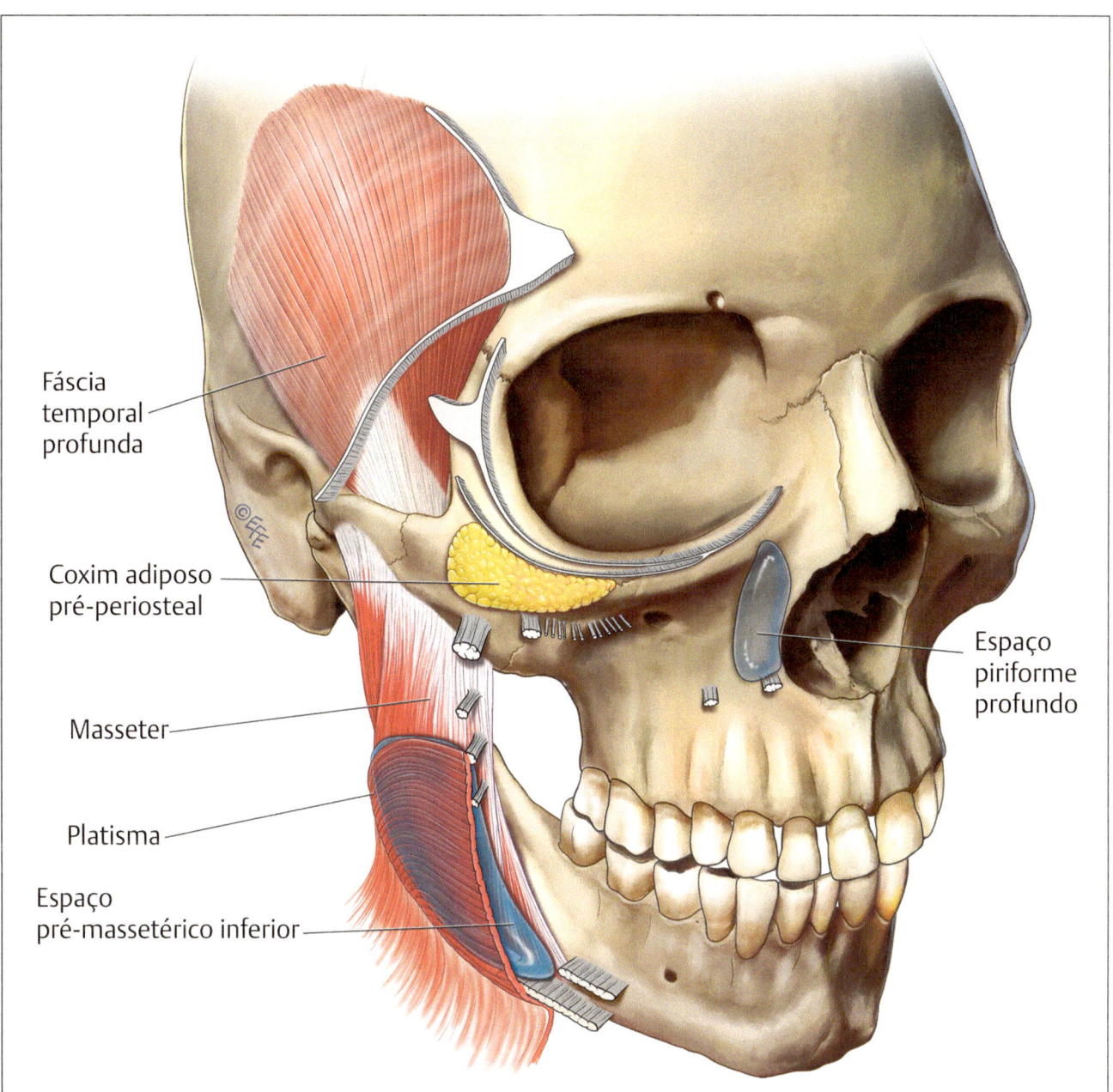

**Fig. 1.8** Ilustração médica dos compartimentos e espaços mais profundos no terço médio da face.

# O Espaço Pré-Zigomático
## Parte Superior do Terço Médio da Face

Profundamente ao músculo orbicular do olho, entre a SOOF e o coxim adiposo pré-periosteal, encontra-se o espaço pré-zigomático (**Fig. 1.9**). O espaço é limitado superiormente pelo LRO, que é sinônimo do ligamento orbitomalar. A extensão caudal do espaço é limitada pelos ligamentos zigomaticocutâneos. Esses ligamentos atuam como uma "rede de dormir", separando a parte superior do terço médio da face da parte inferior. A extensão lateral do espaço é o espessamento orbital lateral, tendo uma extensão cranial ao túnel temporal.

No assoalho desse espaço, encontra-se a gordura pré-periosteal. A fáscia do SMAS investida nesse espaço na borda posterior do orbicular do olho é contígua com a fáscia sobre o compartimento da gordura pré-periosteal. A construção uniforme dessas estruturas forma uma cápsula do espaço pré-zigomático, o que foi descrito por Mendelson (**Fig. 1.10**). No acesso com cânula sem ponta a esse espaço, partindo-se do acesso lateral, o profissional usará sua mão oposta para pinçar e puxar a pele e o orbicular para cima, permitindo que a cânula passe profundamente e entre no espaço pré-zigomático (**Fig. 1.11**; **Vídeo 1.2**). A entrada no espaço é confirmada por uma penetração palpável e audível da cápsula do espaço pré-zigomático. O profissional sentirá e ouvirá um "estalido" uma vez que atravesse a cápsula para entrar no espaço.

> **Dica de Preenchimento**
>
> Para uma volumização profunda consistente da face, o espaço pré-zigomático pode ser uma arma secreta.

A **Fig. 1.12** retrata a anatomia macroscópica do espaço pré-zigomático.

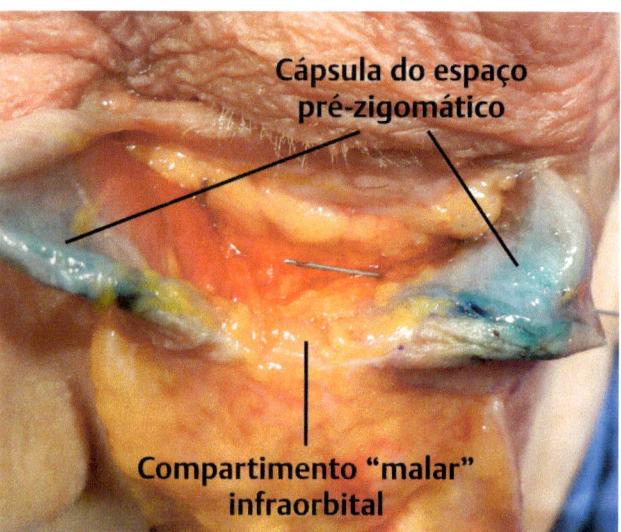

**Fig. 1.10** Visão frontal. A cápsula do espaço pré-zigomático foi corada com azul de metileno. O compartimento adiposo "malar" infraorbital é observado superficialmente ao espaço pré-zigomático e ao orbicular do olho. Cânulas não cortantes colocadas de maneira percutânea antes da dissecção são verificadas no interior do espaço pré-zigomático. (Extraída de Surek CC, Beut J, Stephens R, Jelks G, Lamb J. Pertinent anatomy and analysis for midface volumizing procedures. Plast Reconstr Surg. 2015;135(5):818e-829e com permissão.)

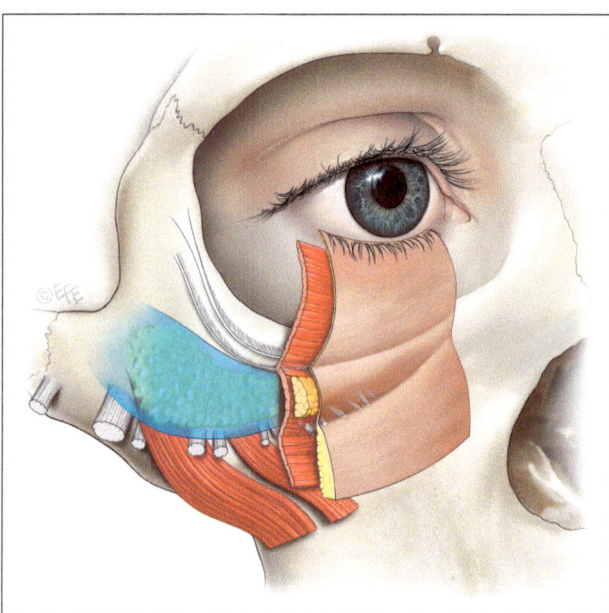

**Fig. 1.9** Ilustração das relações anatômicas em profundidade na parte superior do terço médio da face. O espaço pré-zigomático é demonstrado no plano suborbicular profundo (cápsula azul). O ligamento orbitozigomático é demonstrado arborizando-se através do músculo orbicular do olho e inserindo-se na pele, formando o sulco lacrimal. Os ligamentos zigomaticocutâneos se arborizam através do orbicular, formando uma partição entre o compartimento adiposo "malar" infraorbital superiormente e o compartimento superficial da face inferiormente. A inserção cutânea dos ligamentos forma o sulco cutâneo característico demonstrado nos montes malares clínicos.

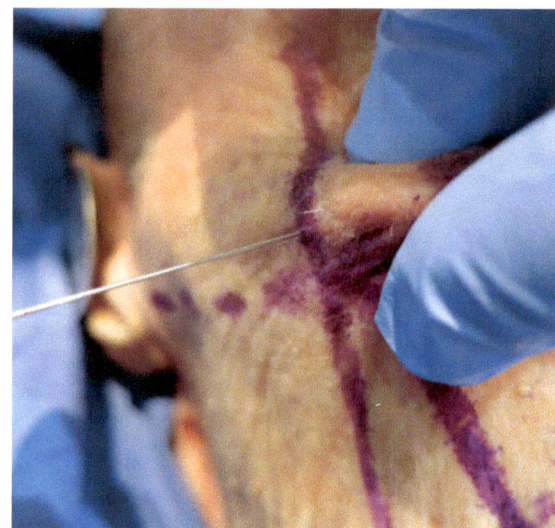

**Fig. 1.11** Demonstração da técnica "pinçamento e tração" para a penetração de uma cânula não cortante em um plano suborbicular no espaço pré-zigomático. (Extraída de Surek C, Beut J, Stephens R, Lamb J, Jelks G. Volumizing viaducts of the midface: defining the Beut techniques. Aesthet Surg J 2015;35(2):121-134 com permissão.)

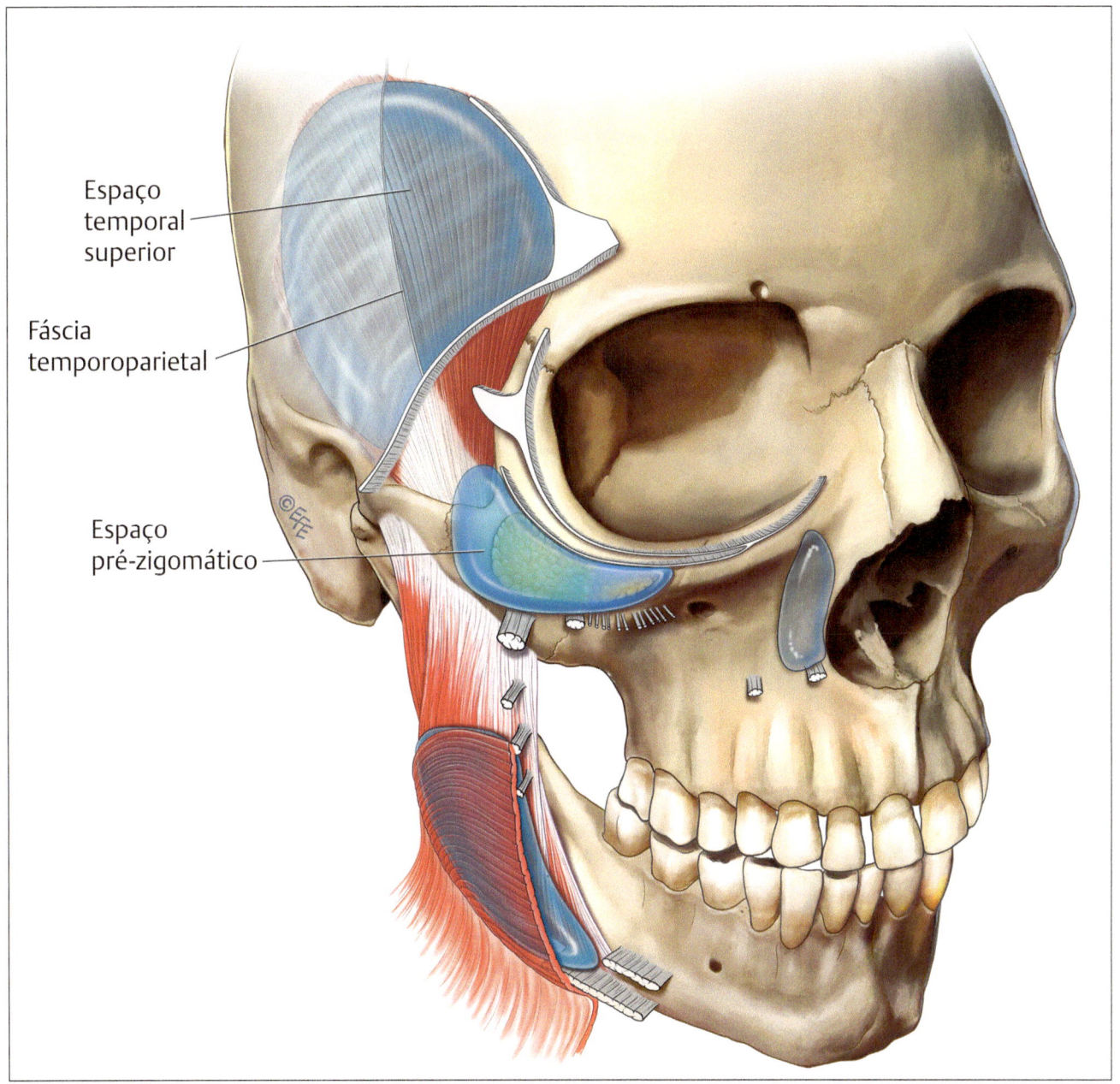

**Fig. 1.12** Ilustração médica do espaço pré-zigomático.

# Os Compartimentos Adiposos Suborbiculares do Olho Medial e Lateral e o Compartimento Adiposo Medial Profundo da Face

## Parte Superior do Terço Médio da Face

A SOOF é uma camada fina de gordura residente entre a superfície inferior do músculo orbicular do olho e a densa cápsula posterior do SMAS. A SOOF é repartida em componentes medial e lateral por um ramo arterial que irriga a pálpebra.

## Parte Inferior do Terço Médio da Face

Existe uma arquitetura anatômica peculiar da parte inferior do terço médio da face caudalmente aos ligamentos zigomaticocutâneos. Verifica-se que o compartimento da gordura facial medial profunda (DMCF) se torna deficiente em volume com a idade e se associa ao pequeno tamanho dos adipócitos, ao contrário dos compartimentos adiposos supraSMAS que mostram hipertrofia com a idade. Inicialmente descrito por Pessa e Rohrich em dissecção cadavérica, a construção tridimensional da DMCF foi estudada por meio de tomografia computadorizada por Mathias Gierloff.

Por definição, o compartimento facial medial profundo situa-se anteriormente ao reforço zigomaticomaxilar. A DMCF é repartida pelo levantador do ângulo da boca, criando os componentes medial e lateral.

## O Componente Lateral da Gordura Facial Medial Profunda

A borda lateral mal definida desta DMCF é limítrofe com o espaço bucal e a depressão maxilar óssea. Em estudo cadavérico, o componente lateral da DMCF tem demonstrado consistência areolar frouxa. Os autores não recomendam o componente lateral como alvo para volumização facial profunda.

## O Componente Medial da Gordura Facial Medial Profunda

O componente medial da DMCF faz uma cunha entre o espaço pré-maxilar anteriormente e o espaço piriforme profundo posteriormente. Essa gordura é mais robusta e compacta, em comparação com sua correspondente lateral. Tem-se postulado que a volumização da DMCF medial, juntamente com o espaço piriforme profundo, realça a projeção facial anterior na face envelhecida e pode criar um efeito de fulcro na cobertura dos levantadores do lábio que atravessam superficialmente o compartimento. Para identificação topográfica, o componente medial da DMCF situa-se em uma área com menos de 1,5 cm lateralmente à base do sulco alar (**Figs. 1.13 e 1.14**).

> **Dica de Preenchimento**
>
> Faça a injeção profunda e medialmente na parte anterior da face. Escolha sabiamente a composição do preenchedor. Recomendamos preenchedor com tamanho de partículas média a grande com coesividade alta ou gordura autóloga.

A **Fig. 1-15** mostra a anatomia geral dos compartimentos de gordura discutidos nesta seção.

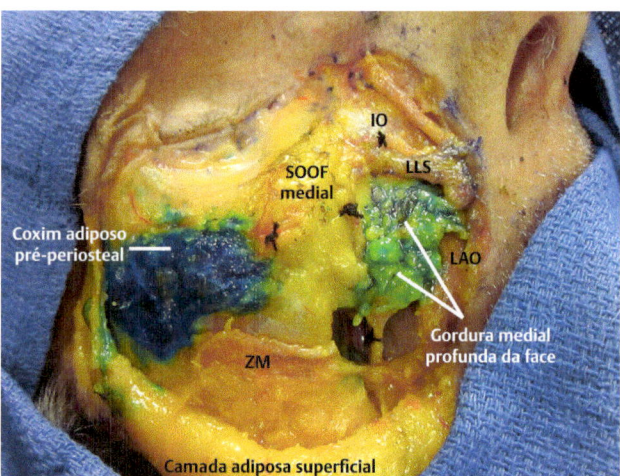

**Fig. 1.13** Visão lateral. Os compartimentos adiposos superficiais foram rebatidos. Estão marcados o zigomático maior (ZM) e o levantador do lábio superior (LLS). O orbicular do olho foi ressecado. Observam-se remanescentes do compartimento da gordura lateral suborbicular do olho (SOOF) no topo da gordura pré-periosteal (PPF). A SOOF medial e o feixe neurovascular infraorbital (IO) estão marcados. A consistência areolar frouxa da gordura medial profunda da face é observada lateralmente ao levantador do ângulo da boca (LAO) transeccionado. (Extraída de Surek CC, Beut J, Stephens R, Jelks G, Lamb J. Pertinent anatomy and analysis for midface volumizing procedures. Plast Reconstr Surg 2015;135(5):818e-829e com permissão.)

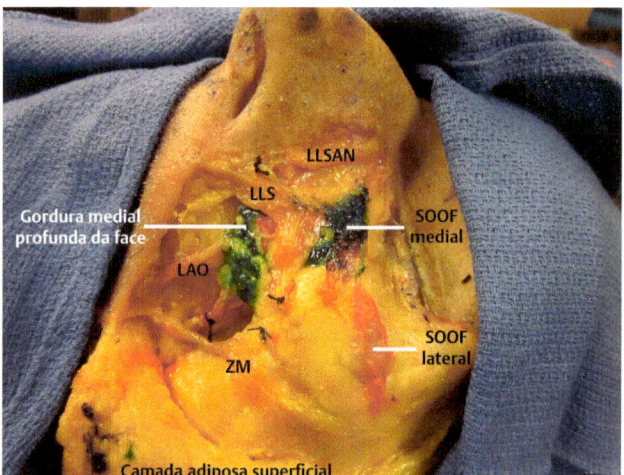

**Fig. 1.14** Visão lateral. A camada do compartimento adiposo superficial foi rebatida. Foi feita ressecção do orbicular do olho. Demonstram-se a gordura medial profunda da face (DMCF) e o compartimento da gordura medial suborbicular do olho (SOOF) corados com azul de metileno. O zigomático maior (ZM), o levantador do ângulo da boca (LAO), o levantador do lábio superior (LLS) e o levantador do lábio superior e da asa do nariz (LLSAN) estão marcados. Preenchedor de ácido hialurônico homogeneizado com corante vermelho foi injetado na SOOF lateral sobrejacente ao compartimento adiposo pré-periosteal. (Extraída de Surek CC, Beut J, Stephens R, Jelks G, Lamb J. Pertinent anatomy and analysis for midface volumizing procedures. Plast Reconstr Surg 2015;135(5):818e-829e com permissão.)

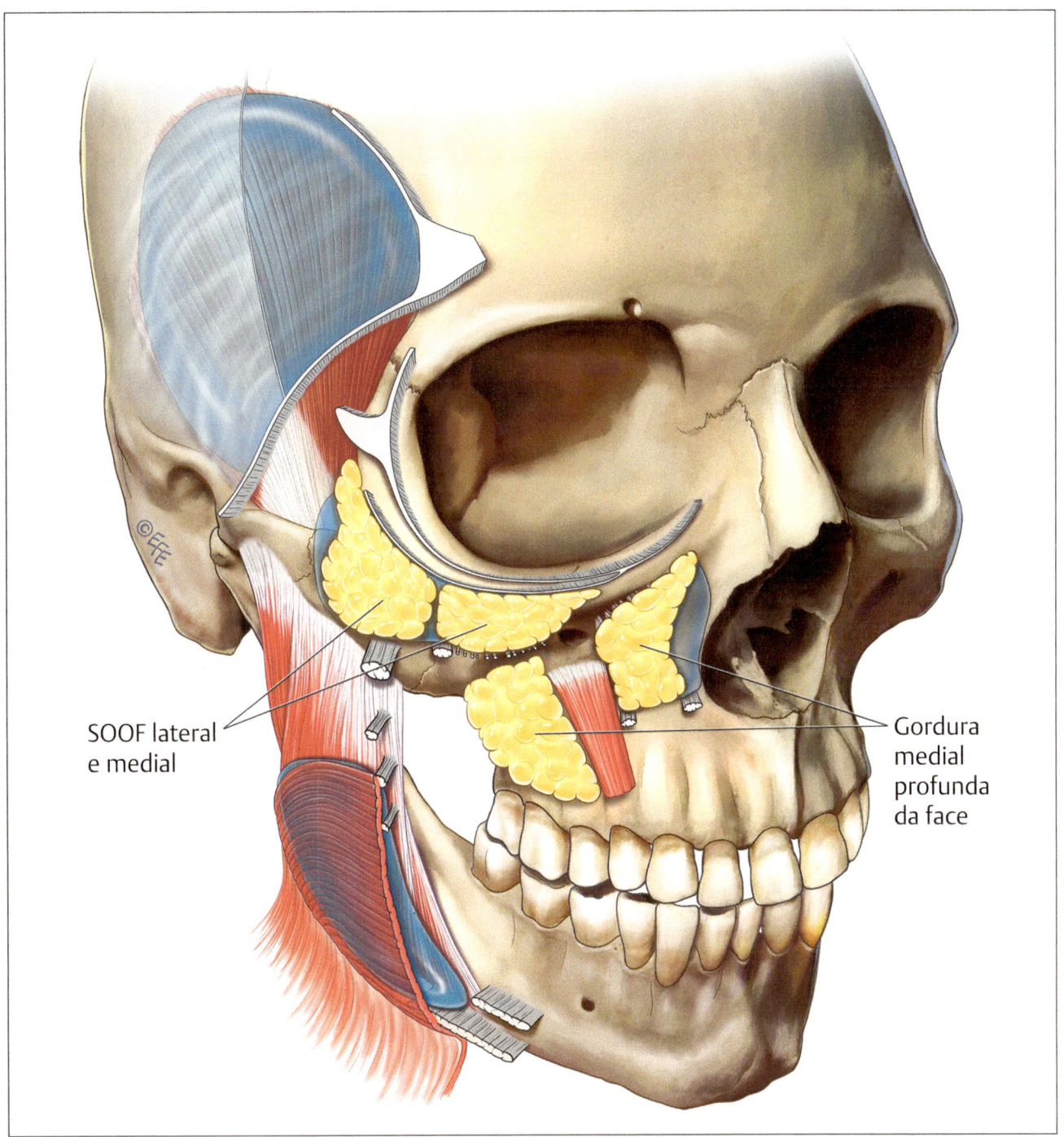

**Fig. 1.15** Ilustração médica dos compartimentos adiposos subSMAS (sistema músculoaponeurótico superficial) no terço médio da face.

## O Nervo Facial

O nervo facial sai do forame estilomastóideo e se divide em cinco ramos principais:

- Ramo frontal ou temporal.
- Ramo zigomático.
- Ramo bucal.
- Ramo mandibular marginal.
- Ramo cervical.

### Ramo Frontal ou Temporal

O ensino tradicional relaciona o trajeto deste nervo com uma linha "Pitanguy" topográfica, começando 0,5 cm inferiormente ao trago e prosseguindo até um ponto 1,5 cm lateral à borda supraorbital. Anatomicamente, o nervo permanece profundo ao SMAS até que transcenda superficialmente ao longo da superfície inferior da fáscia temporoparietal aproximadamente 2 cm acima do arco zigomático. O nervo de fato tem uma relação estreita com o ramo anterior da artéria temporal superficial. Quando o nervo chega ao nível da veia sentinela, situa-se superficialmente à veia no teto do espaço temporal inferior.

### Ramo Zigomático

O ramo zigomático atravessa pelo interior da glândula parótida; ao sair anteriormente, situa-se caudalmente ao zigoma e cranialmente ao ducto da parótida. Continua ao longo do músculo masseter, tendo um trajeto com a artéria facial transversa. No ligamento zigomático principal, esse nervo oferece um ramo para o músculo orbicular do olho inferior. O nervo então continua medialmente e inerva a superfície inferior dos músculos zigomáticos maior e menor.

### Ramo Bucal

Os troncos bucais superior e inferior passam por dentro da fáscia do masseter. Ao chegarem à borda anterior do masseter, esses nervos atravessam superficialmente ao longo dos ligamentos massetéricos superior e inferior respectivamente.

### Ramo Mandibular Marginal

No ângulo da mandíbula, este nervo tem seu trajeto no interior da fáscia platisma-auricular e continua anteriormente ao longo do masseter em direção ao nível do ligamento mandibular. O ensino tradicional declara que 81% dos ramos têm trajeto superior à borda mandibular e que todos os ramos são superiores à mandíbula uma vez que o nervo atravessa anteriormente a artéria e a veia faciais.

### Ramo Cervical

Este nervo geralmente contém uma série de ramos que se dirigem inferiormente ao pescoço para inervar as fibras musculares do platisma.

A **Fig. 1.16** apresenta a anatomia macroscópica dos cinco ramos principais do nervo facial.

O Terço Médio da Face

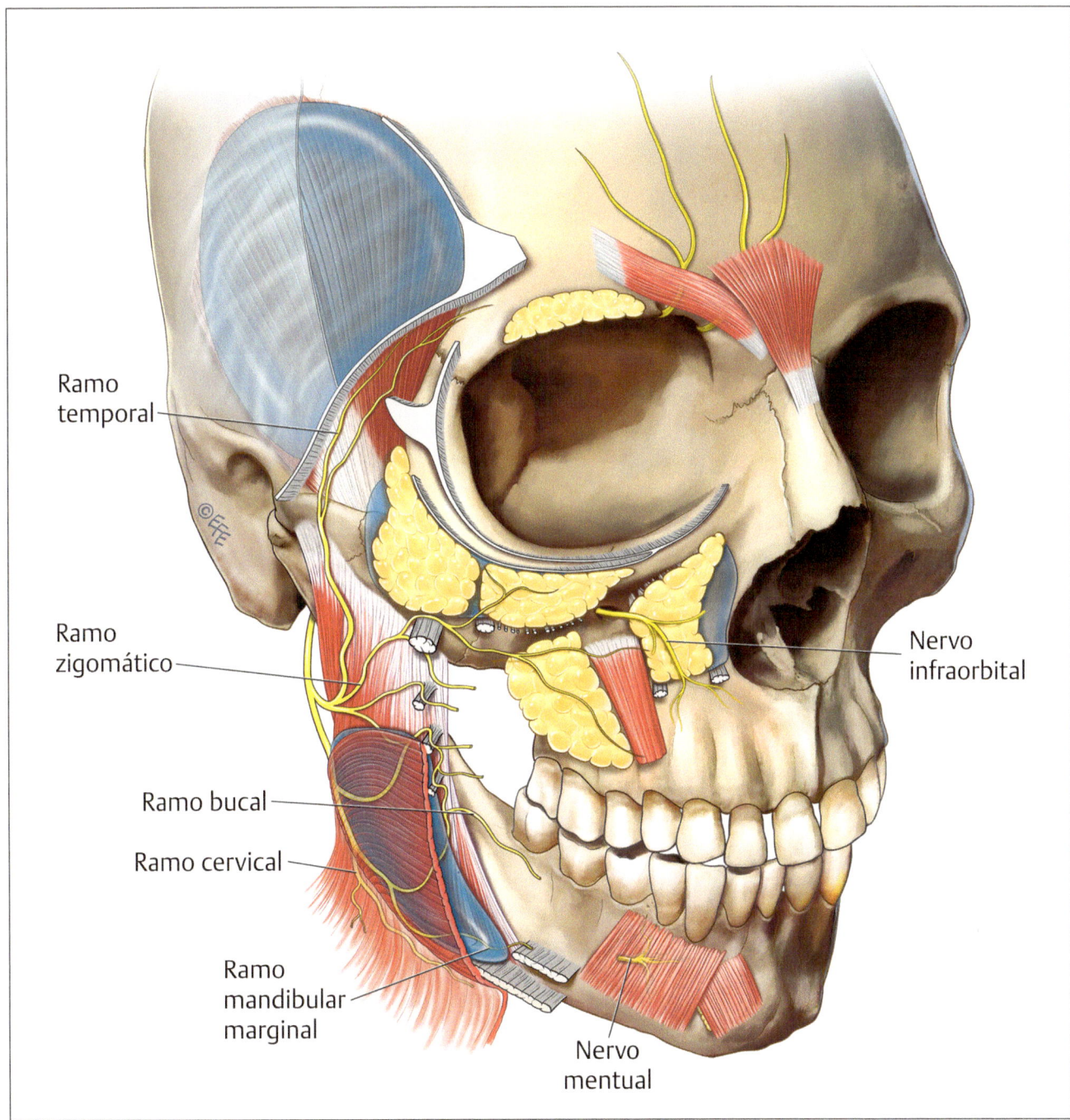

**Fig. 1.16** Ilustração médica dos cinco ramos principais do nervo facial.

# A Anatomia Vascular do Terço Médio da Face

## Anatomia Arterial do Terço Médio da Face

Abordaremos a anatomia vascular perioral no capítulo seguinte. Com referência ao terço médio da face, começamos com a artéria angular (**Vídeo 1.3**). A aproximação topográfica da origem da artéria angular é a intersecção de uma linha horizontal que vem da quebra do nariz supraponta com uma linha vertical pupilar média, a aproximadamente 3,5 cm da linha média. Tradicionalmente, a artéria angular fará a travessia cranialmente à comissura medial do sulco alar-facial, unindo-se ao ramo dorsal do nariz da artéria oftálmica. Pode-se observar um desvio de trajeto da artéria angular em até 30%; essa artéria assume uma trajetória mais lateral perto do sulco nasojugal, com um curso ao longo da borda inferior do orbicular do olho, dirigindo-se à linha sagital média facial. É importante o conhecimento sobre essa variação anatômica para os profissionais que fazem preenchimento do sulco nasojugal. Nas regiões palpebral inferior e infraorbital da face, esses ramos arteriais emergem na camada subcutânea, o que os torna potencialmente vulneráveis durante preenchimentos do sulco lacrimal e do sulco nasojugal. Esses achados dão crédito a injeções por cânula no plano suborbicular profundo para apagamento desses fenômenos do envelhecimento.

Pessa e Rohrich descrevem a junção do sulco pálpebra-face e do sulco nasojugal como um ponto de referência topográfico adequado para identificar a emergência do feixe neurovascular infraorbital. Um ramo ascendente da artéria infraorbital atravessa acima da gordura pré-periosteal. Ele foi previamente descrito como ramo palpebral da artéria infraorbital (PIOA). Em estudos cadavéricos, esse feixe tem sido identificado atravessando o compartimento medial da SOOF ao subir à fissura palpebral. Hwang *et al.* relataram que a localização do PIOA está aproximadamente na largura da metade do olho com relação ao canto medial. Pode-se ter uma ideia aproximada da localização topograficamente da artéria angular por um ponto a 1,7 mm da linha média e 1,3 cm inferior ao canto medial.

## Anatomia Venosa do Terço Médio da Face

A veia angular não está presa a estruturas mais profundas pela presença de espaços anatômicos subSMAS ao correr no limite lateral do espaço pré-maxilar. Medial e cranialmente aos limites desses espaços, a veia angular tem mobilidade significativamente reduzida e se torna íntima com tecidos pré-periosteais ao se aproximar do canto medial e da origem do ligamento do sulco lacrimal. A veia angular, que é anterior ao tendão do canto medial na parte lateral do nariz, curva-se ao longo do limite inferomedial do orbicular do olho. Uma vez que a veia está pelo menos 5 mm lateralmente ao canto medial, flutua livremente com a borda do músculo orbicular do olho e sua cápsula posterior. A dissecção de cadáver revela uma amarra da veia angular no nível do ligamento do sulco lacrimal. Os autores acreditam que isso explique a congestão da veia após procedimentos de volumização superficial do sulco lacrimal. Isso pode criar uma proeminência significativa daquela veia sobre a parede nasal superior lateral e a região lacrimal.

> **Dica de Preenchimento**
>
> O profissional precisa ter conhecimento zeloso da PROFUNDIDADE de todas as estruturas na parte superior do terço médio da face para evitar resultados não desejados.

A **Fig. 1.17** retrata a anatomia vascular macroscópica do terço médio da face.

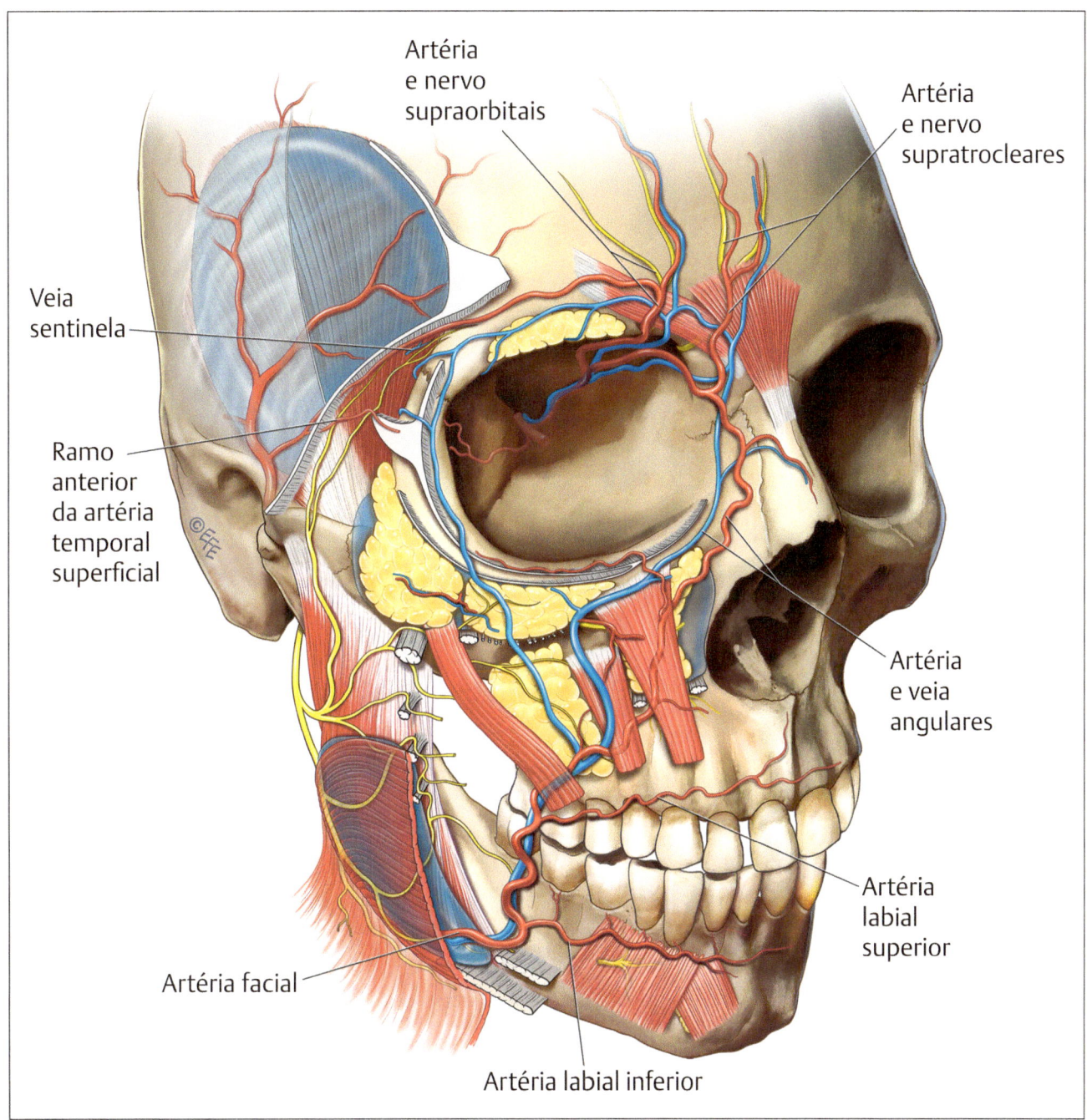

Fig. 1.17 Ilustração médica da anatomia venosa e arterial de alto rendimento da face.

## O Espaço Pré-Maxilar

Superficialmente ao compartimento medial profundo da face, encontra-se o SMAS. O SMAS é robusto na superfície inferior do compartimento adiposo facial medial superficial, mas se torna atenuado ao se aproximar do sulco nasolabial. Na face anterior do componente medial do compartimento facial medial profundo, encontra-se o levantador do lábio superior (LLS) e subsequente espaço pré-maxilar. Esse espaço se estende abaixo da cápsula posterior do músculo orbicular do olho, que é contíguo com o SMAS. O feixe neurovascular infraorbital localiza-se no assoalho desse espaço, na superfície anterior do LLS. A veia angular atravessa na borda lateral do espaço.

Clinicamente, o profissional pode ter acesso tanto ao espaço pré-maxilar como ao espaço piriforme profundo com cânulas sem ponta. Uma vez que a cânula penetre a pele e atravesse o subcutâneo, o ângulo de vetor da cânula facilita a capacidade do profissional de determinar em qual espaço a cânula se encontra. Anatomicamente, uma vez que a cânula esteja profunda ao sulco nasolabial, chegou a um plano subSMAS. Um vetor raso de 30 graus colocará a cânula no espaço pré-maxilar. Um vetor mais inclinado, de 60 a 90 graus, descendo até o osso colocará seguramente a cânula no espaço piriforme profundo (**Figs. 1.18**, **1.19**).

A confirmação clínica de que a cânula chegou a algum dos espaços pretendidos é uma passagem livre perceptível e o movimento da cânula. Se o profissional sentir resistência, provavelmente a cânula estará na DMCF. Anedoticamente, recomendamos preenchedor altamente coesivo, hidroxiapatita, ou gordura autóloga para volumização do espaço piriforme profundo. Não recomendamos preenchedor à base de água para volumização desses espaços.

A anatomia macroscópica do espaço pré-maxilar é mostrada na **Fig. 1.20**.

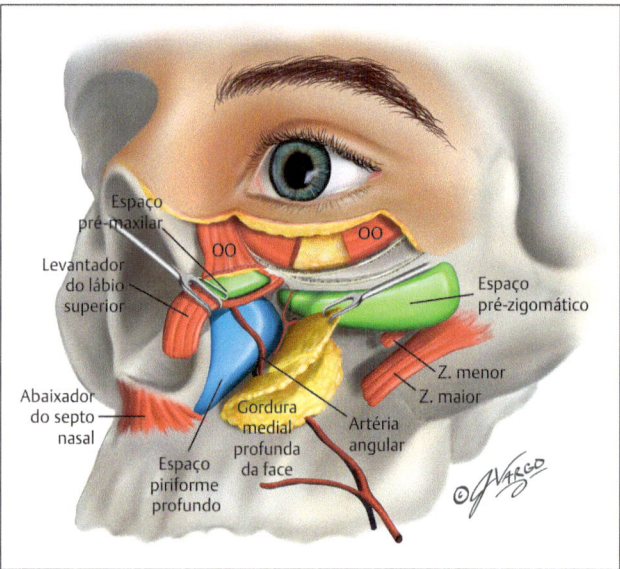

**Fig. 1.18** Ilustração médica do espaço piriforme profundo e importantes estruturas anatômicas adjacentes.

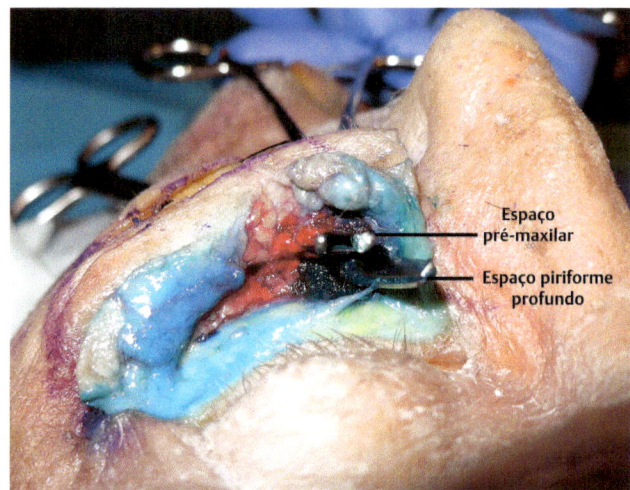

**Fig. 1.19** São colocados instrumentos no espaço pré-maxilar e piriforme profundo. Os instrumentos foram avançados através do ligamento do sulco lacrimal, demonstrando que essas estruturas residem em planos distintamente diferentes. (Extraída de Surek C, Vargo J, Lamb J. Deep pyriform space: anatomical clarifications and cliInical implications. Plast Reconstr Surg. 2016;138(1), 2016 com permissão.)

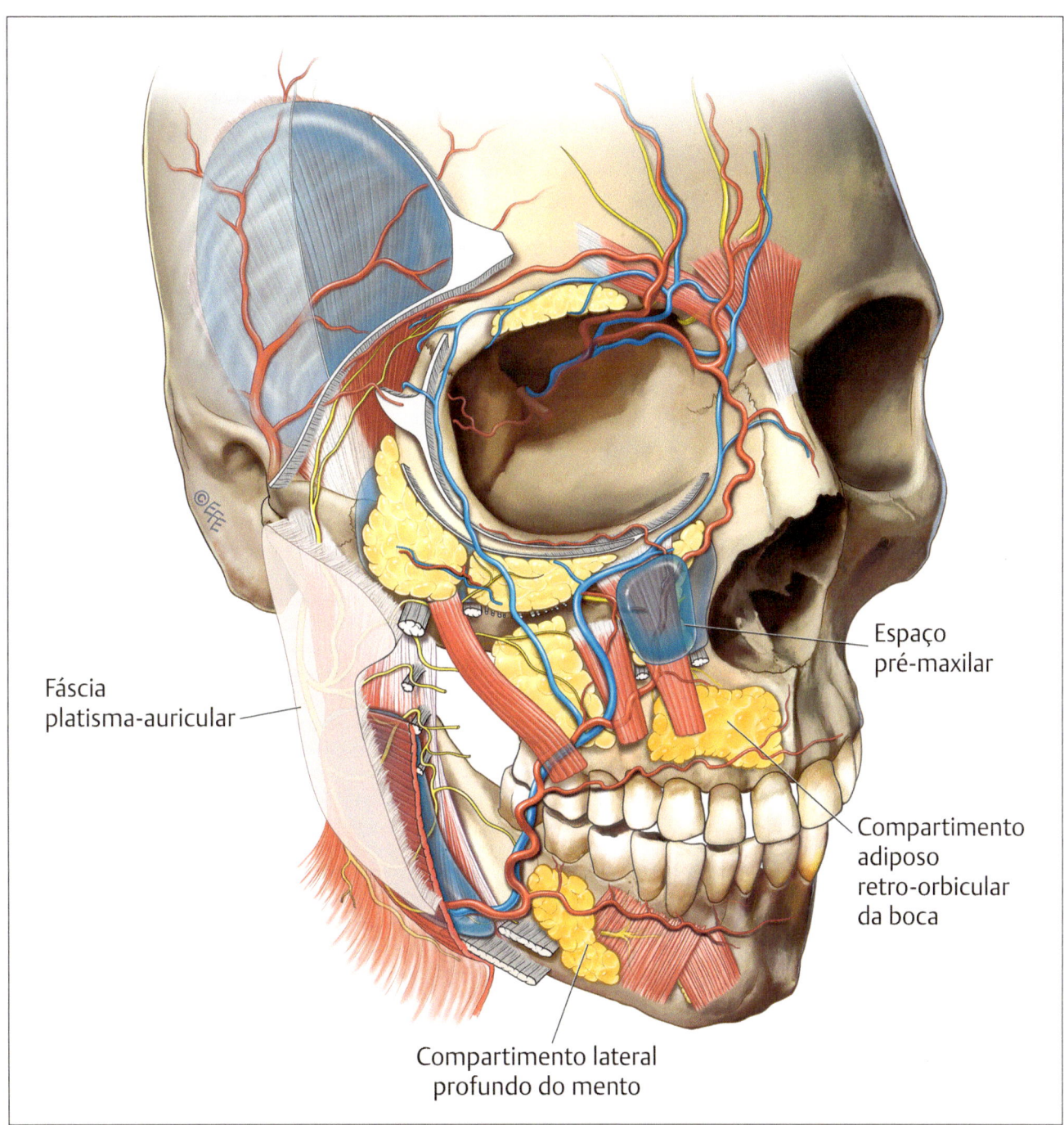

**Fig. 1.20** Ilustração médica do espaço pré-maxilar e da fáscia platisma-auricular.

# O Compartimento Adiposo Infraorbital ("Bolsa Malar") e os Compartimentos Superficiais da Face

## Parte Superior do Terço Médio da Face

Superficialmente ao músculo orbicular do olho, situa-se o compartimento adiposo malar, que também tem como sinônimo compartimento adiposo infraorbital. O músculo orbicular do olho e o compartimento adiposo malar anatomicamente se coram como espaço tecidual solitário drenado por um único canal linfático que drena para um linfonodo bucal (**Fig. 1.21**). É preciso cautela ao preencher esse espaço, pois a diminuição de linfáticos pode levar a um edema periorbital persistente e os montes malares iatrogênicos (**Fig. 1.22**).

> **Armadilha 1 na Parte Superior do Terço Médio da Face**
>
> Monte malar iatrogênico: "Aspecto de picada de abelha".
> Explicação: Injeção superficial no coxim adiposo infraorbital.

Anatomicamente, a bolsa malar é formada entre as inserções cutâneas do LRO e os ligamentos zigomaticocutâneos. Os autores se referem à inserção cutânea do LRO como sulco palpebrozigomático. O sulco é a continuação lateral do sulco lacrimal. A bolsa malar não deve ser confundida com um festão, que, por definição, é a hipertrofia do músculo orbicular do olho. Guy Massry descreveu o monte malar como um festão úmido ou seco. De igual modo, o festão úmido representa uma disfunção linfática, enquanto o festão seco representa afrouxamento/excesso cutâneo.

Os compartimentos adiposos lateral, médio, medial e nasolabial são limitados por septos vascularizados. O tamanho dos adipócitos, nesses espaços, aumenta com a elevação do IMC (índice de massa corporal). A conjectura de que os compartimentos adiposos profundos sejam menos responsivos ao metabolismo lipídico e a alterações do peso é controversa. Postula-se que a perda de volume com o envelhecimento começa no compartimento superficial lateral e faz uma transição medial. Isso se correlaciona com a progressão e a intensidade da depressão submalar e do sulco nasojugal com o envelhecimento facial. Em essência, essas alterações topográficas atuam como escala anedótica para avaliar o grau de envelhecimento facial dos pacientes.

O volume no interior desses compartimentos pode dar suporte e turgor às estruturas cutâneas e calibrar a distribuição de tensão nas fibras subdérmicas de colágeno descritas como linhas de Langer. Embora nem sempre reconhecidas, as linhas de Langer da pele nos tecidos subdérmicos imediatos são relevantes para como os procedimentos de volumização determinam a forma resultante da face. Expansão dos espaços superficiais pode afetar a convexidade da face por meio de deslocamento superolateral daqueles feixes paralelos. Durante procedimentos à base de cânula, os limites dos compartimentos superficiais medial e médio ficam prontamente aparentes à medida que se sente resistência quando se passa a cânula através dos septos vascularizados que os dividem. Gierloff descreveu uma extensão superficial do coxim adiposo bucal profundo que pode oferecer sustentação para o limite caudal de ambos os espaços superficiais.

> **Dica de Preenchimento**
>
> Sulcos e pregas superficiais se associam a linfáticos superficiais; preencher esses sulcos pode bloquear os linfáticos e distorcer a expressão facial.

> **Dica de Preenchimento**
>
> Ao injetar gordura superficial, faça o preenchimento PERPENDICULAR às linhas de Langer.

A **Fig. 1.23** mostra a anatomia macroscópica dos compartimentos adiposos discutidos nesta seção.

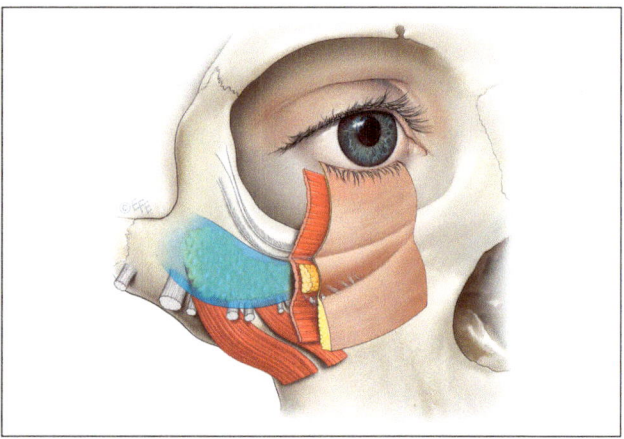

**Fig. 1.21** Ilustração das relações anatômicas profundas na parte superior do terço médio da face. O espaço pré-zigomático é demonstrado no plano suborbicular profundo (cápsula azul). O ligamento orbitozigomático é demonstrado arborizando-se ao longo do músculo orbicular do olho e inserindo-se na pele, formando o sulco lacrimal. Os ligamentos zigomaticocutâneos se arborizam ao longo do orbicular, formando uma partição entre o compartimento adiposo "malar" infraorbital superiormente e o compartimento superficial da face inferiormente. A inserção cutânea dos ligamentos forma o característico sulco cutâneo demonstrado nos montes malares clínicos.

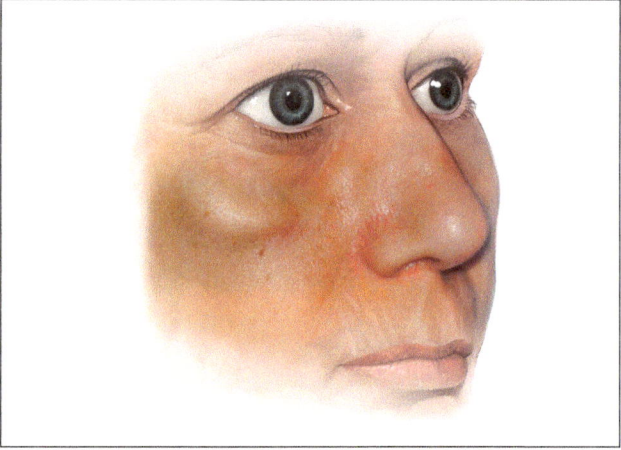

**Fig. 1.22** Ilustração fotográfica de um monte malar iatrogênico decorrente da injeção superficial no compartimento adiposo "malar" infraorbital. Observe as inserções cutâneas do ligamento orbitozigomático superiormente e dos ligamentos zigomaticocutâneos inferiormente.

# O Terço Médio da Face

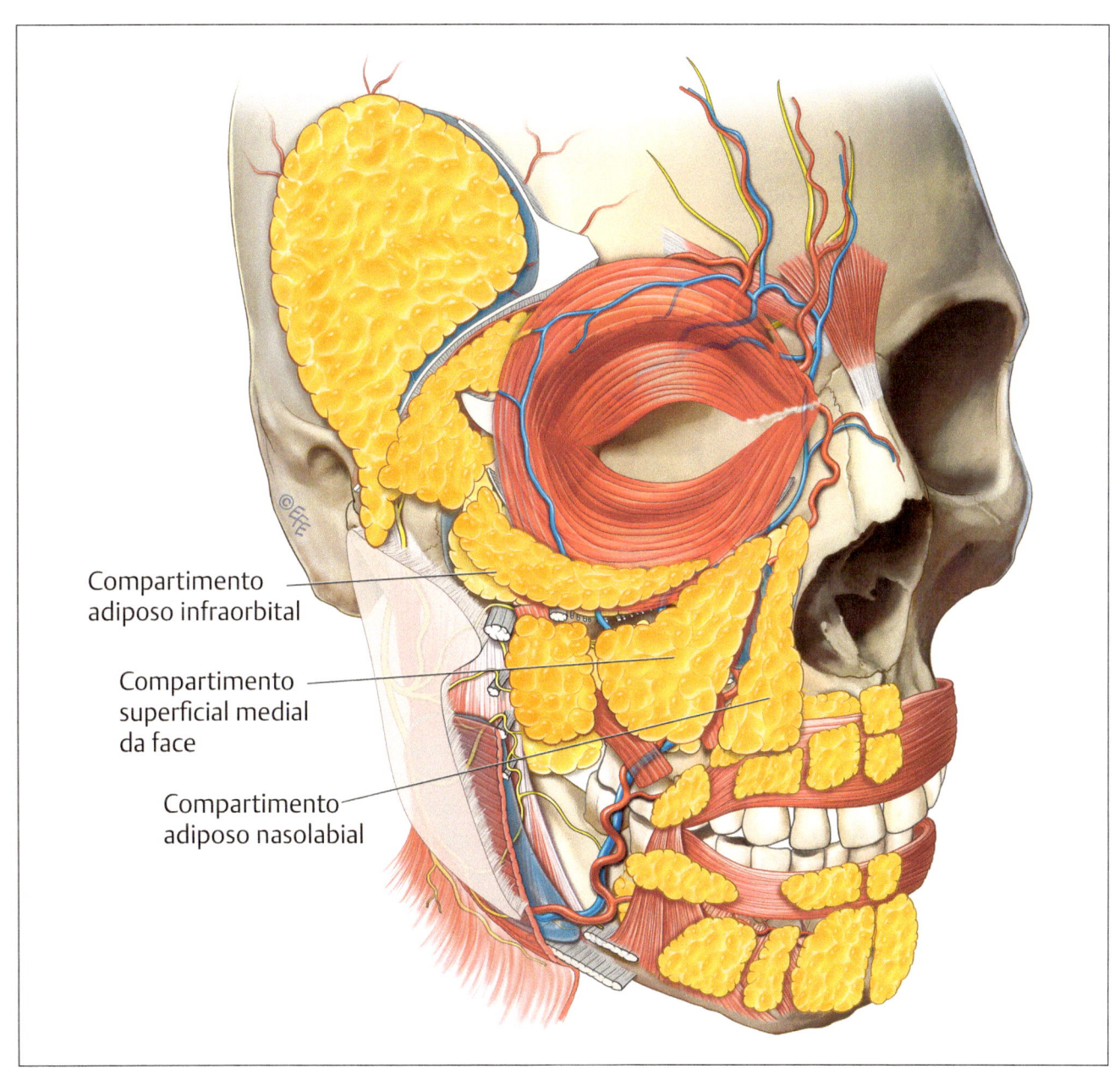

**Fig. 1.23** Ilustração médica dos compartimentos adiposos supraSMAS (sistema musculoaponeurótico superficial) do terço médio da face.

## Técnicas Preferidas dos Autores para Volumização do Terço Médio da Face

### Volumização Profunda

As técnicas de acréscimo de volume ao terço médio da face dividem-se primeiramente nas características de envelhecimento abordando dissidência/flacidez dos tecidos *versus* deficiências esqueléticas. O objetivo é o rejuvenescimento de volume otimizado nas áreas de deficiência mais notável. Uma abordagem baseada em compartimento e no espaço subSMAS usando preenchedor com médio a alto *G-prime* ou aumento com gordura autóloga tem como alvo áreas de diminuição da sustentação ligamentar e de tecidos moles.

### Parte Lateral do Terço Médio da Face (Injeção Profunda)

Indivíduos que mostrem um sulco nasojugal significativo provavelmente terão deficiência em várias áreas. Em primeiro lugar faz-se uma avaliação do vetor da pálpebra inferior. Nos indivíduos com um vetor negativo, o ponto de aumento primário será o espaço pré-zigomático (**Vídeo 1.2**). Utiliza-se uma porta de injeção 1,5 cm inferolateralmente ao canto lateral. Uma técnica de pinçar e puxar com a mão que não realiza o preenchimento facilita a passagem da cânula através da cápsula do espaço pré-zigomático. Essa cápsula é análoga ao investimento do SMAS na superfície posterior do músculo orbicular do olho. Observa-se um "estalido" palpável e, muitas vezes, audível quando a cânula penetra essa cápsula. Uma vez no espaço pré-zigomático, o profissional pode movimentar a cânula livremente ao longo do maxilar superior. O espaço pré-zigomático tem aproximadamente a forma de um implante facial de Silastic. O espaço se estende superolateralmente até o ponto do espessamento orbital lateral, que é a extensão das estruturas cantais laterais. O profissional pode varrer a cânula no interior do espaço para sentir o limite caudal (ligamentos zigomaticocutâneos) e o limite cranial (LRO). Acréscimos de volume de aproximadamente 0,6 mL com os preenchedores prontos para uso ou volumes de enxertos de gordura de aproximadamente 1,4 a 1,5 mL são típicos nesse espaço.

### Parte Anterior do Terço Médio da Face (Injeção Profunda)

A técnica preferida dos autores para apagamento dos sulcos lacrimais é com injeções verticais com cânula, usando gordura autóloga ou preenchedores de AH (ácido hialurônico) prontos para uso colocados de maneira como estalagmite vertical via espaço piriforme ou pré-maxilar profundo (**Vídeo 1.4**). O acesso é feito por uma porta com aproximadamente 1,5 cm inferolateralmente a partir da base alar do sulco nasolabial.

A **Fig. 1.24** ilustra a técnica preferida dos autores para volumização profunda do terço médio da face.

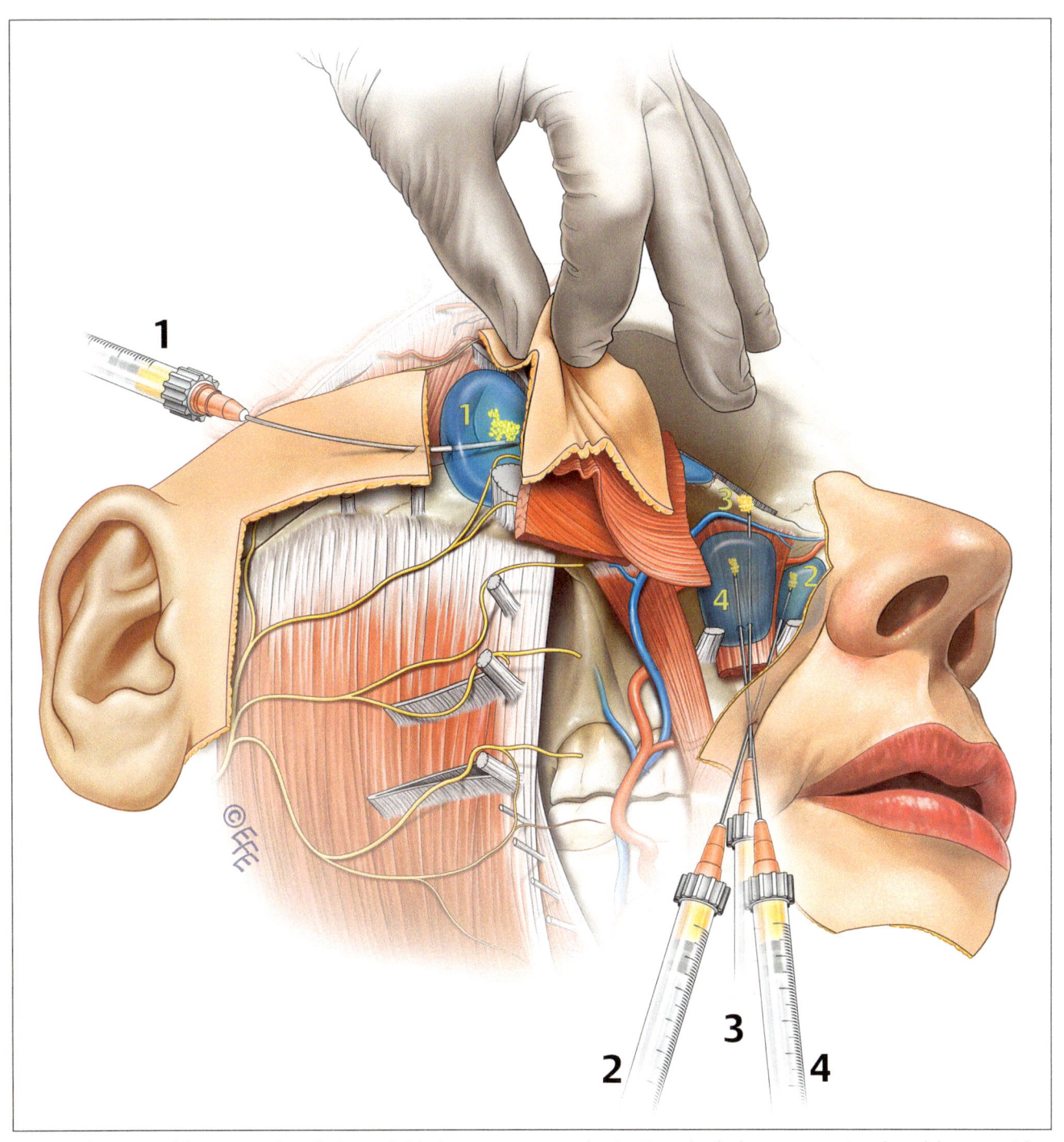

**Fig. 1.24** Ilustração médica retratando a técnica preferida dos autores para a volumização profunda das partes anterior e lateral do terço médio da face.

## Volumização Superficial

### Parte Lateral do Terço Médio da Face (Injeção Superficial)

Pela limitação lateral do espaço pré-zigomático, a volumização no espaço não aborda a varredura lateral do zigoma. Para ter esse acesso, o profissional pode realizar a injeção DeMaio V1 (**Vídeo 1.5**), que se sobrepõe à sutura zigomaticotemporal. Uma injeção em bolo de aproximadamente 0,25 a 0,4 mL nessa localização terá um efeito transmitido pela convexidade da face. Adicionalmente, a injeção DeMaio V2 é colocada na borda cranial do ligamento zigomático principal e deve ainda realçar a projeção lateral da face.

### Parte Anterior do Terço Médio da Face (Injeção Superficial)

Perda de turgor na face, juntamente com a diminuição geral no raio da face, é abordada com injeções superficiais do preenchedor ou enxerto de gordura nos compartimentos adiposos supraSMAS. Os alvos primários são os compartimentos adiposos médio e medial, conforme descrito por Pessa *et al.* Eles são acessados por meio de uma porta com aproximadamente 1,5 cm inferolateral a partir da base alar no sulco nasolabial. Os limites dos compartimentos superficiais medial e médio ficam prontamente aparentes como resistência sentida quando se passa a cânula através dos septos vascularizados que os dividem (**Fig. 1.25**). O profissional pode espalhar em leque ao longo desses compartimentos para mesclá-los, restaurando o volume e o contorno.

Quando ficar evidente um degrau no contorno entre a curvatura da face e o aspecto inferior do coxim adiposo lateral da pálpebra, é benéfico um preenchimento, como o adotado por Arthur Swift. Esse preenchimento tem direção cranial ao trajeto antecipado do feixe zigomaticofacial. Recomenda-se a realização de manobra de aspiração com essa injeção para assegurar que ela não entre em um vaso. Em geral, para essa injeção, preenchedores com HA são misturados a Xylocaína® adicional. Em razão desse aumento de volume, a agulha é discretamente elevada para fazer uma tenda com os tecidos antes da injeção e depois da aspiração. Essa injeção é realizada com agulha penetrante, e os autores não recomendam injeção de gordura por cânula nessa localização.

A **Fig. 1.26** demonstra a técnica preferida do autor para volumização superficial do terço médio da face.

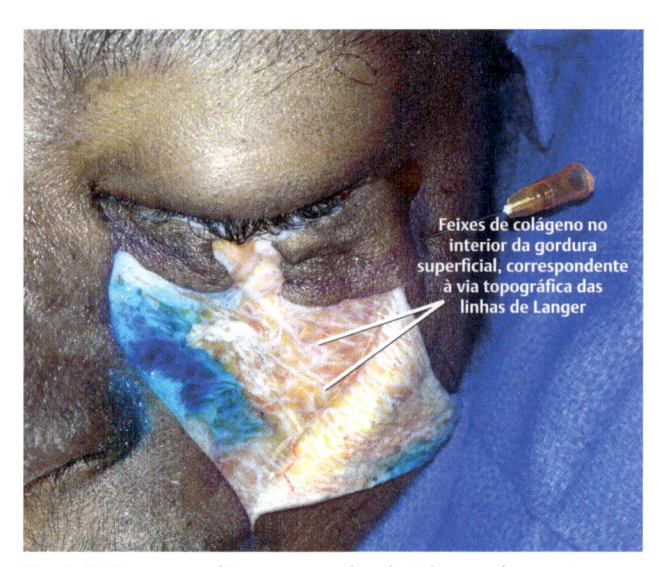

**Fig. 1.25** Peça em cadáver com a pele rebatida para demonstrar os feixes de elastina do colágeno na gordura superficial correspondente à via das linhas de Langer.

# O Terço Médio da Face

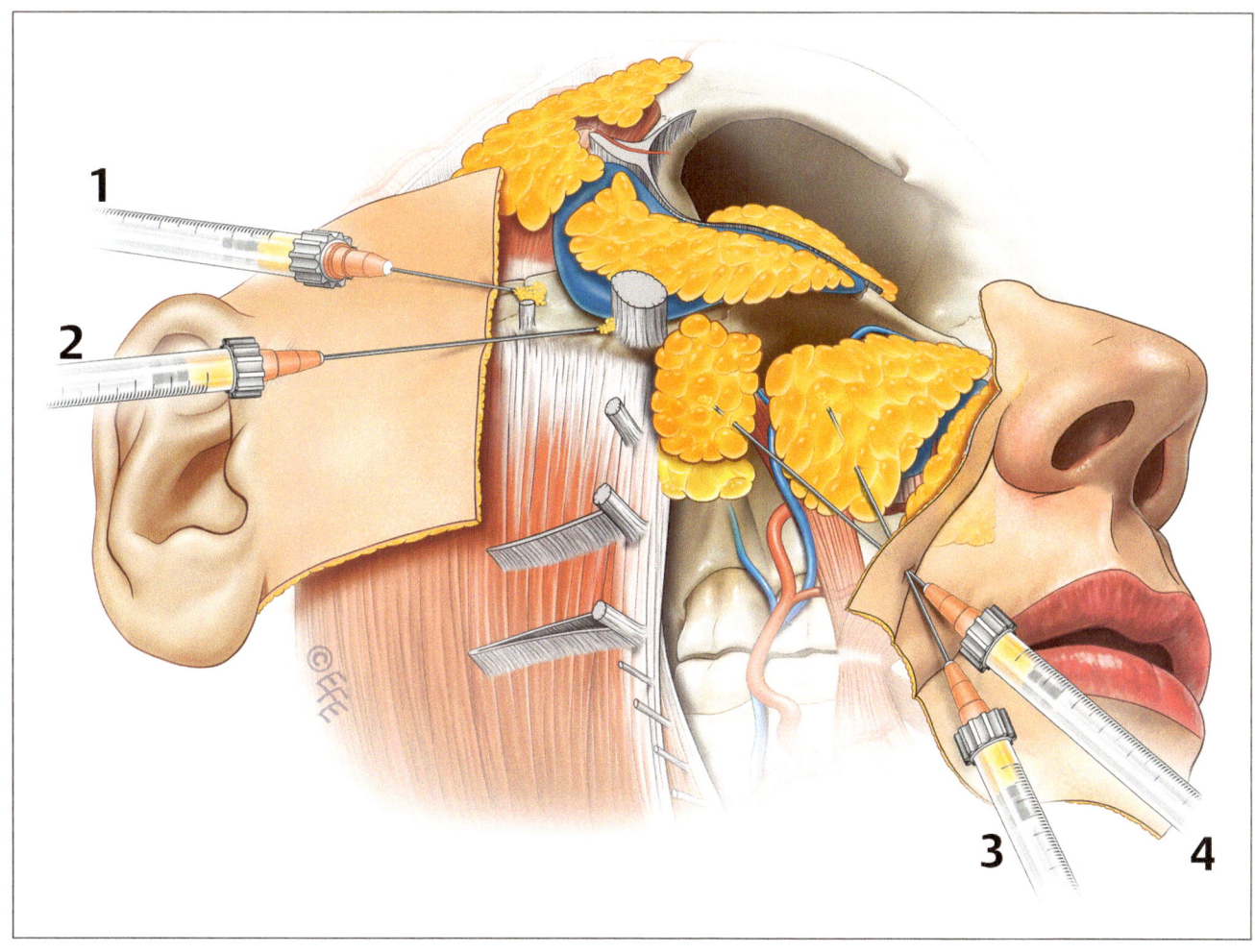

**Fig. 1.26** Ilustração médica retratando a técnica preferida dos autores para a volumização superficial nas partes anterior e lateral do terço médio da face com injeções em bolo profundo por DeMaio.

## Leitura Sugerida

Aiache AE, Ramirez OH. The suborbicularis oculi fat pads: an anatomic and clinical study. Plast Reconstr Surg 1995;95(1):37-42.

Alghoul M, Codner MA. Retaining ligaments of the face: review of anatomy and clinical applications. Aesthet Surg J 2013;33(6):769-782.

Cotofana S, Schenck TL, Trevidic P, et al. Midface: clinical anatomy and regional approaches with injectable fillers. Plast Reconstr Surg 2015; 136(5, Suppl):219S-234S.

Donofrio LM. Fat distribution: a morphologic study of the aging face. Dermatol Surg 2000;26(12):1107-1112.

Faras J, Pessa J, Hubbard B, et al. The science and theory behind facial aging. Plastic and Reconstructive Surgery – Global Open 2013; 1(1):e8-e15.

Furnas DW. The retaining ligaments of the cheek. Plast Reconstr Surg 1989;83(1):11-16.

Gierloff M, Stöhring C, Buder T, Wiltfang J. The subcutaneous fat compartments in relation to aesthetically importante facial folds and rhytides. J Plast Reconstr Aesthet Surg 2012;65(10):1292-1297.

Gierloff M, Stöhring C, Buder T, Gassling V, Açil Y, Wiltfang J. Aging changes of the midfacial fat compartments: a computed tomographic study. Plast Reconstr Surg 2012;129(1):263-273.

Gosain AK, Klein MH, Sudhakar PV, Prost RW. A volumetric analysis of soft-tissue changes in the aging midface using high-resolution MRI: implications for facial rejuvenation. Plast Reconstr Surg 2005;115(4):1143-1152, discussion 1153-1155.

Guyuron B, Rowe DJ, Weinfeld AB, Eshraghi Y, Fathi A, Iamphongsai S. Factors contributing to the facial aging of identical twins. Plast Reconstr Surg 2009;123(4):1321-1331.

Kikkawa DO, Lemke BN, Dortzbach RK. Relations of the superficial musculoaponeurotic system to the orbit and characterization of the orbitomalar ligament. Ophthal Plast Reconstr Surg 1996;12(2):77-88.

Lambros V. Observations on periorbital and midface aging. Plast Reconstr Surg 2007;120(5):1367-1376, discussion 1377.

Mendelson B, Wong C. Anatomy of the aging face. In: Neligan PC, ed. Plastic Surgery. Vol. 2. 3rd ed. Philadelphia, PA: Elsevier Saunders; 2013:78-92.

Pessa J, Rohrich R. Facial Topography: Clinical Anatomy of the Face. St. Louis, MO: Quality Medical Publishing; 2012.

Stuzin JM, Baker TJ, Gordon HL. The relationship of the superficial and deep facial fascias: relevance to rhytidectomy and aging. Plast Reconstr Surg 1992;89(3):441-449, discussion 450-451.

Surek CC, Beut J, Stephens R, Jelks G, Lamb J. Pertinent anatomy and analysis for midface volumizing procedures. Plast Reconstr Surg 2015;135(5):818e-829e.

Surek C, Beut J, Stephens R, Lamb J, Jelks G. Volumizing viaducts of the midface: defining the Beut techniques. Aesthet Surg J 2015;35(2):121-134.

Wan D, Amirlak B, Giessler P, et al. The differing adipocyte morphologies of deep versus superficial midfacial fat compartments: a cadaveric study. Plast Reconstr Surg 2014;133(5):615e-622e.

Wan D, Amirlak B, Rohrich R, Davis K. The clinical importance of the fat compartments in midfacial aging. Plast Reconstr Surg Glob Open 2014;1-8.

Wong CH, Mendelson B. Facial soft-tissue spaces and retaining ligaments of the midcheek: defining the premaxillary space. Plast Reconstr Surg 2013;132(1):49-56.

Wong CH, Hsieh MK, Mendelson B. The tear trough ligament: anatomical basis for the tear trough deformity. Plast Reconstr Surg 2012;129(6):1392-1402.

Yang HM, Lee JG, Hu KS, et al. New anatomical insights on the course and branching patterns of the facial artery: clinical implications of injectable treatments to the nasolabial fold and nasojugal.

# Capítulo 2
## Anatomia Linfática da Pálpebra Inferior e da Região Malar da Face

| | |
|---|---|
| Introdução | 27 |
| Linfáticos Faciais | 28 |
| Ramificações para o Cirurgião | 32 |

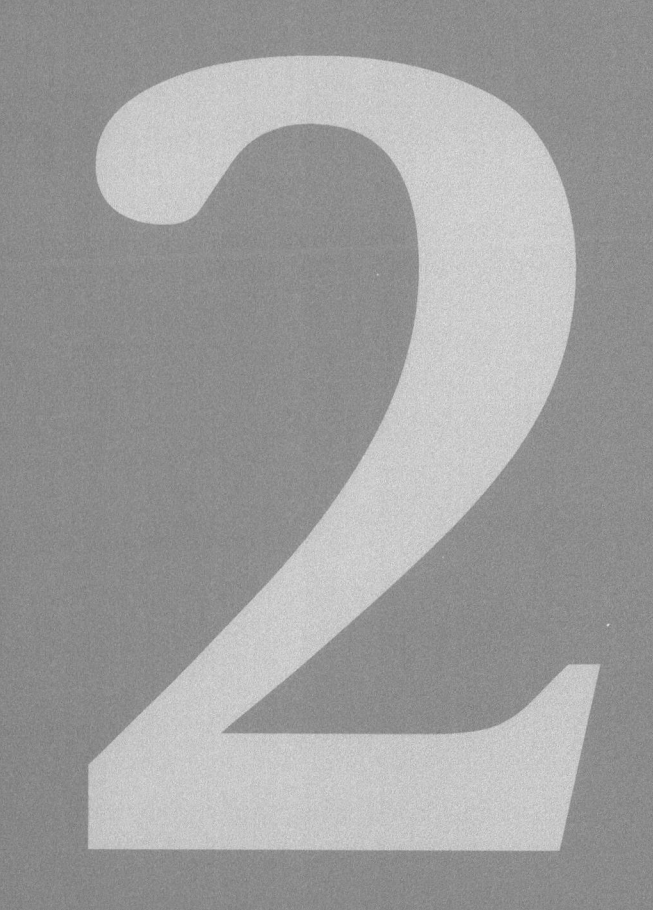

# 2 Anatomia Linfática da Pálpebra Inferior e da Região Malar da Face

*Sajna Shoukath ▪ Mark Winter Ashton*

*Um conhecimento zeloso dos linfáticos faciais é o elo que falta na anatomia dos preenchimentos faciais. Esse conhecimento equipa o profissional com uma arma secreta em seu arsenal para prevenir resultados estéticos subótimos secundariamente ao linfedema prolongado. Em particular, isso enfatiza a importância da profundidade do preenchimento no terço médio da face.*

*Gostaríamos de agradecer à Dra. Shoukath e ao Professor Ashton por seu fantástico trabalho sobre linfáticos faciais, uma série de achados relevantes para o profissional que faz preenchimentos e o cirurgião que realiza enxertos de gordura. O edema periorbital persistente iatrogênico pode decorrer de lesão linfática, de incrustação linfática ou possivelmente de coesividade de partículas no caso de preenchedores de ácido hialurônico. Técnicas com cânulas para colocação de volume no espaço pré-zigomático, quando penetrado lateralmente em um segmento móvel da área periorbital, devem oferecer segurança à medida que a cânula é direcionada para o periósteo zigomático e depois avançada medialmente. O preenchimento com agulha perfurante, na região do ligamento retentor orbital bilamelar, traz certo risco de lesão ou intrusão do canal linfático lateral profundo. Com base em dissecções anatômicas na região do ligamento retentor zigomaticomaxilar, a borda caudal do espaço pré-zigomático é uma série de ligamentos osteocutâneos, e não uma estrutura membranosa, como se vê cranialmente no ligamento retentor orbital. Assim sendo, procedimentos à base de volume próximos da parte caudal do espaço pré-zigomático teoricamente seriam menos propensos a uma intrusão, já que os linfáticos não penetram em uma estrutura anatômica densa.*

Jerome P. Lamb e Christopher C. Surek

## Introdução

Nosso conhecimento do sistema linfático humano baseia-se predominantemente no trabalho pioneiro de Sappey[1] e seus sucessores[2] nos séculos XIX e XX. Isso porque o sistema linfático é extremamente difícil de estudar; os vasos são pequenos e frágeis, e a presença de múltiplas valvas torna impossível o enchimento retrógrado do sistema linfático para análise radiográfica.

Recentes avanços nas imagens do sistema linfático, particularmente o uso de peróxido de hidrogênio, têm permitido novos estudos da arquitetura linfática que antes não eram possíveis.[3] Isso é importante porque muitas das perguntas referentes à anatomia linfática não são respondidas pela literatura existente.[4]

Análogo ao sistema venoso, o sistema linfático do corpo humano inicialmente é composto por uma rede capilar muito fina, vasos cuja medida é de apenas 20 a 70 m de diâmetro.[5] Essa rede subsequentemente drena para vasos "pré-coletores" maiores (70-150 μm) localizados na derme profunda. Tanto os "capilares" como os "pré-coletores" são avalvulares. Dali, a linfa é direcionada mais profundamente para os vasos "coletores" de linfa. Estes são maiores, medindo de 150 a 350 μm, e o mais importante é que contêm múltiplas valvas que servem para direcionar a linfa para um linfonodo "sentinela" predeterminado, singular e específico.[6]

## Linfáticos Faciais

Na face, o líquido linfático se dirige primariamente para os linfonodos parotídeos e submandibulares.[7] Isso ocorre por meio de uma série superficial e profunda de vasos coletores com localização consistente e previsível. O conhecimento sobre a localização desses vasos coletores é crítico nos procedimentos de revolumização facial, pois a natureza frágil e compressível dos vasos linfáticos coletores significa que podem ser facilmente ocluídos, levando a um linfedema subsequente no tecido que drenam (**Fig. 2.1**).

A pálpebra inferior e sua conjuntiva são particularmente suscetíveis a linfedema e quemose. Na verdade, a tendência recente de cirurgia mais agressiva em torno da extensão lateral do ligamento retentor orbital (LRO) tem sido acompanhada por um aumento da quemose periorbital pós-operatória. Como exemplo, as taxas de complicações publicadas de quemose persistente além de 2 a 3 semanas se elevaram de uma taxa tradicional baixa de 0,8 a 1%[8] para até 34,5% em uma série recentemente publicada.[9] Em cada série publicada, o aumento da taxa de quemose foi acompanhado por cirurgia mais agressiva na pálpebra inferior, no LRO e no complexo malar.

# Anatomia Linfática da Pálpebra Inferior e da Região Malar da Face

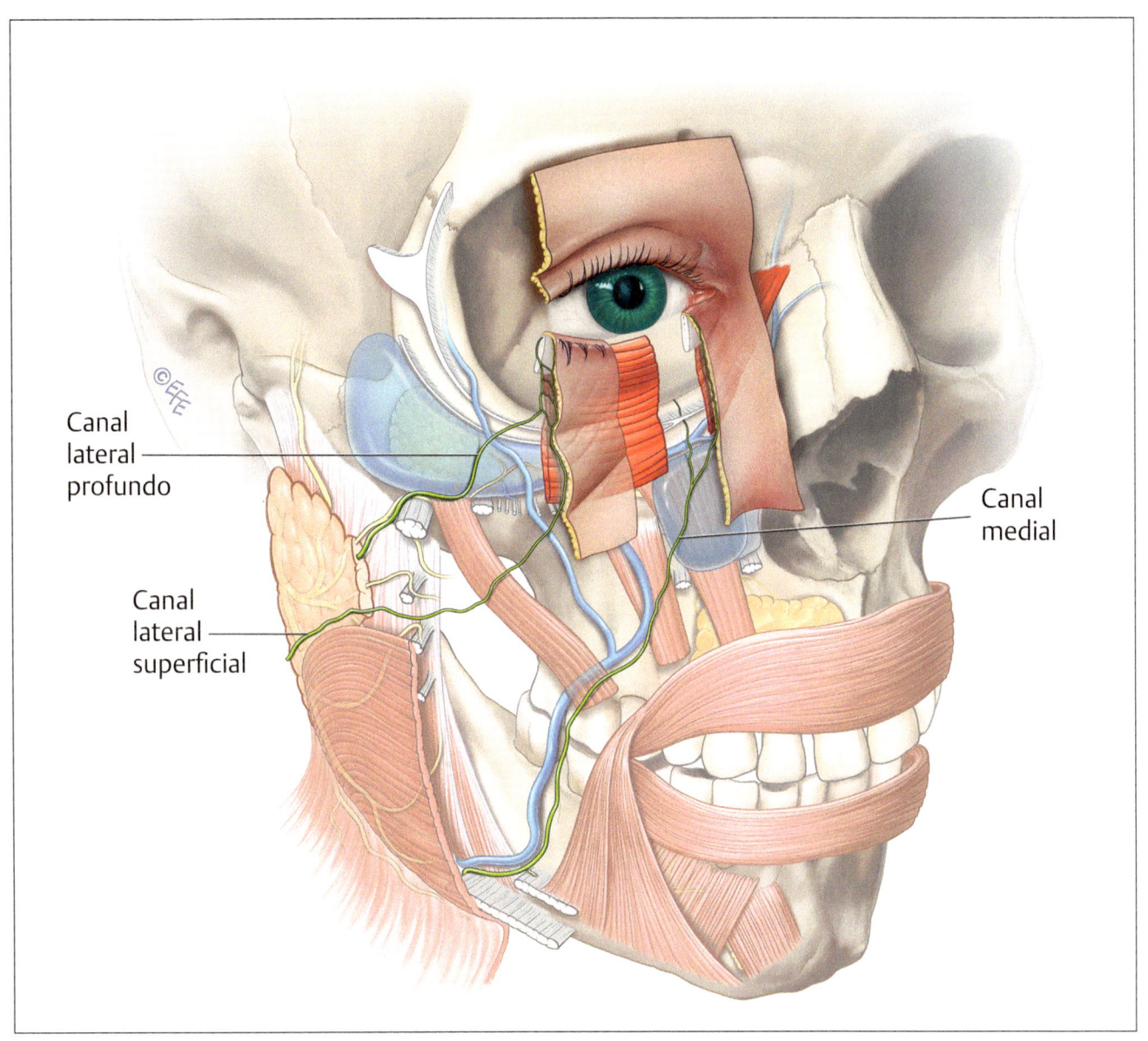

**Fig. 2.1** Ilustração dos canais linfáticos do terço médio da face e da pálpebra inferior.

Sabemos que as artérias, nervos e veias cruzam planos teciduais e pontos de fixação ligamentar. Também sabemos que a face pode ser dividida em cinco camadas teciduais distintas (**Fig. 2.2**) e que a localização dos nervos e artérias nesses planos é consistente.[10] Em outras partes do corpo, os vasos linfáticos pré-coletores localizam-se na subseção mais profunda da camada 2, chamada 2C.[5] Os principais troncos coletores percorrem a camada 4.[5] A face não é diferente. A rede capilar na conjuntiva da pálpebra inferior e do olho drena para pré-coletores na derme profunda da conjuntiva e tem trajeto superficial ao músculo orbicular do olho pré-septal na mesma camada (2C). Amplamente, esses pré-coletores caem em dois grupos: os orientados para o canto medial (sistema medial) e os direcionados para o canto lateral (sistema lateral).

No terço medial do LRO, o sistema medial dos pré-coletores coalesce para formar um tronco coletor que se volta inferiormente e, percorrendo um compartimento adiposo distinto, continua no compartimento adiposo nasolabial,[11] drenando para o linfonodo submandibular. O grupo lateral dos pré-coletores coalescem no terço lateral do LRO e se voltam inferolateralmente no interior do compartimento de gordura orbital lateral,[11] drenando para os linfonodos pré-auriculares.[12] Esses dois sistemas, o medial e o lateral, compreendem o sistema linfático superficial.

Como se poderia prever, há um sistema adicional de vasos linfáticos correndo profundamente ao músculo orbicular do olho, isto é, na camada 4. Esse sistema profundo drena a pálpebra inferior e a parte superior da região média da face diretamente dos pré-coletores e percorrendo a placa tarsal e as glândulas tarsais (de meibômio) no terço lateral da pálpebra inferior. Esse sistema linfático profundo é unido por conexões com o sistema linfático superficial por pré-coletores que percorrem diretamente o músculo orbicular pré-septal para ligar o sistema superficial, na camada 2, ao sistema profundo na camada 4.

Os pré-coletores linfáticos do sistema profundo têm um percurso abaixo do orbicular pré-septal. Lateralmente, no quadrante inferior lateral na junção do LRO e no espessamento orbital lateral (LOT), os pré-coletores atravessam o LRO superficial e coalescem para formar linfáticos coletores maiores que percorrem a gordura suborbicular do olho (SOOF) no teto do espaço pré-zigomático. No nível dos ligamentos zigomaticocutâneos (ZCL) mais craniais, isto é, no ponto de fixação, os coletores descem verticalmente para a gordura pré-periosteal em torno da origem do zigomático maior (ZM). Ali, os coletores profundos laterais descem abaixo da fáscia profunda, seguindo com o nervo facial até os linfonodos pré-auriculares na parótida.

Não se identificou um sistema linfático facial profundo medial equivalente apesar de extensa pesquisa. Dadas as evidências histológicas de vasos linfáticos profundos na pálpebra medial, é provável que esse sistema também exista, mas pode ser menor ou menos desenvolvido do que o sistema lateral.

Desse modo, há três canais linfáticos principais da pálpebra inferior e região média da face. Os canais linfáticos na pálpebra inferior medial coalescem para formar um sistema medial superficial, enquanto os linfáticos da pálpebra lateral formam um sistema lateral superficial e profundo de linfáticos. O sistema medial drena para a glândula submandibular, e o sistema lateral drena para a parótida.

Como se poderia prever, com base em outros pontos do corpo, a rede capilar e os pré-coletores localizados na conjuntiva são avalvulares e há comunicação livre entre a parte medial e a lateral do olho. Também há comunicação livre entre os pré-coletores das pálpebras inferiores e superiores em torno do canto lateral. Nossos estudos sugeririam que a maior parte da drenagem linfática tanto das pálpebras superiores como das inferiores se faça por meio do sistema lateral.[6,7]

# Anatomia Linfática da Pálpebra Inferior e da Região Malar da Face

Capilares linfáticos

Pré-coletores

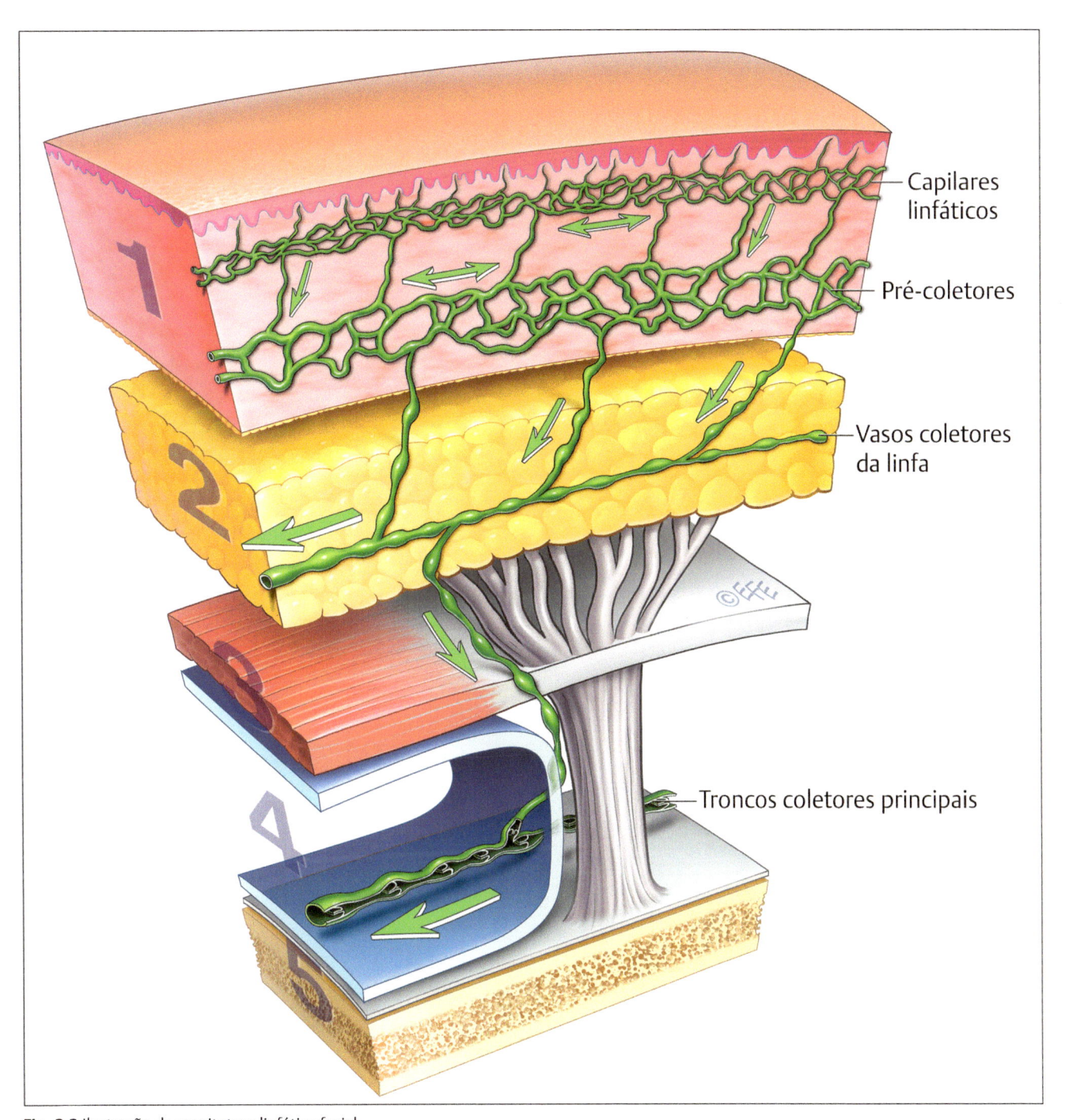

Vasos coletores da linfa

Troncos coletores principais

**Fig. 2.2** Ilustração da arquitetura linfática facial.

## Ramificações para o Cirurgião

Edemas malar e palpebrais prolongados foram notados primeiramente por Hamra[13] em sua técnica de ritidectomia composta, na qual grande parte da dissecção foi feita no plano acima do orbicular do olho na junção com a gordura subcutânea. Um estudo utilizando linfocintilografia sugeriu que tal dissecção extensa, durante uma ritidectomia, pode causar aumento do edema no pós-operatório por diminuição da via de saída linfática.[14] O aumento das taxas de edema da pálpebra inferior tem sido descrito,[15] já que as incisões para fixação de fraturas orbitais se tornaram mais caudais na face. Mendelson et al.[16] observaram que a excisão de gordura subcutânea nos montes malares leva ao edema prolongado.

Novos estudos da anatomia linfática da pálpebra inferior e da região malar têm fornecido esclarecimentos sobre a base anatômica para essas observações.[12] Os vasos coletores do sistema linfático superficial são formados superficialmente ao músculo orbicular pré-septal, a aproximadamente 10 mm da margem da pálpebra, precisamente na região das incisões infraorbitais descritas anteriormente. Esses vasos também percorrem os compartimentos adiposos subcutâneos já descritos.[11] Estudos prévios relataram que os vasos coletores linfáticos levam aproximadamente 3 semanas para ser formados novamente depois de lesão[17] e, por isso, pode-se esperar que o dano desses vasos leve a um edema prolongado da pálpebra inferior e da face enquanto estejam sendo reparados.

Além disso, agora está claro que os vasos linfáticos que drenam a conjuntiva o fazem via rede profunda adicional de linfáticos, na qual os capilares linfáticos da conjuntiva também são capazes de drenar para o sistema profundo por meio de pré-coletores que percorrem a placa tarsal lateralmente. Os coletores linfáticos profundos subsequentemente formados são profundos ao orbicular dos olhos pré-septal e se localizam na junção do ligamento retentor orbicular com o LOT. Esses vasos coletores então percorrem a parte superficial do LRO, seguindo na SOOF no teto do espaço pré-zigomático. No ZCL mais cranial,[10] os coletores descem à gordura pré-periosteal em torno da origem do ZM e depois seguem abaixo da fáscia profunda adjacente ao nervo facial, drenando para os linfonodos pré-auriculares na parótida.

Avaliando minuciosamente as taxas relatadas de quemose em várias técnicas de blefaroplastia da pálpebra inferior (**Tabela 2.1**), torna-se claro que a incidência de quemose aumenta à medida que a dissecção no procedimento se torna mais profunda e mais lateral. A blefaroplastia da pálpebra inferior com retalho de pele-músculo tem uma taxa relatada de quemose de 1%,[8] atribuível à quantidade mínima de dissecção em torno do canto lateral e do ligamento retentor orbicular. O acesso transconjuntival tem taxas de quemose que variam de 0,8 a 7,6%[18,19] mesmo quando combinado à dissecção profunda em torno do LRO, presumivelmente porque a rede de linfáticos superficiais não é lesada. É notável que, em ambas essas técnicas, somente um dos sistemas linfáticos da face é potencialmente danificado. Como os sistemas linfáticos superficial e profundo da face têm interconexões por meio do orbicular pré-septal, é provável que o dano de um sistema seja compensado pelo outro sem ocorrência de quemose.

No entanto, quando tanto o sistema profundo quanto o superficial são lesados, a via de saída linfática da pálpebra inferior fica intensamente comprometida e depende de transconexões com um sistema de drenagem medial potencialmente menos desenvolvido. Portanto, propõe-se que a lesão do sistema profundo, além do sistema superficial, seja a razão por trás do aumento das taxas de quemose na série de blefaroplastia da pálpebra inferior utilizando o suporte cantal lateral e o recobrimento do ligamento retentor orbicular.[9,20,21]

Isso é particularmente importante quando os procedimentos cirúrgicos na pálpebra inferior são combinados a procedimentos de revolumização na região malar ou no sulco nasojugal. Nossos estudos sugeririam que as vias de drenagem linfática fundamentais para a pálpebra inferior estejam em estreita proximidade com o sulco nasojugal medialmente e o LRO, o espaço pré-zigomático e o coxim adiposo malar lateralmente. O preenchimento adjuvante dessas áreas deve, portanto, ser realizado somente com extremo cuidado caso também seja proposta cirurgia concomitante na pálpebra inferior.

**Tabela 2.1** Taxas de quemose com diferentes técnicas de blefaroplastia da pálpebra inferior

| Autor (Ano) | Técnica cirúrgica | N° de pacientes | Taxas de quemose |
| --- | --- | --- | --- |
| Seitz et al. (2012)[18] | Elevação transconjuntival profunda do terço médio da face | 124 | 0,8% |
| Honrado et al. (2004)[8] | Sutura com suspensão de retalho de pele-músculo | 3.988 | 1% |
| Prischmann et al. (2013)[9] | Transconjuntival | 39 | 5,1% |
| Undavia et al. (2015)[19] | Transconjuntival | 66 | 7,6% |
| Weinfeld et al. (2008)[20] | Retalho pele-músculo Liberação do LRO cantopexia/plastia lateral | 312 | 11,5% |
| Codner et al. (2008)[21] | Retalho pele-músculo Liberação do LRO cantopexia/plastia lateral | 264 | 12,1% |
| Prischmann et al. (2013)[9] | Cantopexia lateral com retalho pele-músculo | 694 | 34,5% |

Abreviação LRO: ligamento retentor orbital.

# Referências

[1] Sappey MPC. Anatomie, physiologie, pathologie des vaisseaux lymphatiques consideres chez l'homme et les vertebres. Anatomie, Physiologie, Pathologie des Vaisseaux Lymphatiques Consideres Chez l'Homme et les Vertebres; 1874.

[2] Kinmonth JB. Lymphangiography in man; a method of outlining lymphatic trunks at operation. Clin Sci 1952;11(1):13-20.

[3] Suami H, Taylor GI, Pan WR. A new radiographic cadáver injection technique for investigating the lymphatic system. Plast Reconstr Surg 2005;115(7):2007-2013.

[4] Thompson JF, Uren RF, Shaw HM et al. Location of sentinela lymph nodes in patients with cutaneous melanoma: new insights into lymphatic anatomy. J Am Coll Surg 1999;189(2):195-204.

[5] Tourani SS, Taylor GI, Ashton MW. Understanding the three-dimensional anatomy of the superficial lymphatics of the limbs. Plast Reconstr Surg 2014;134(5):1065-1074.

[6] Pan WR, Suami H, Taylor GI. Lymphatic drainage of the superficial tissues of the head and neck: anatomical study and clinical implications. Plast Reconstr Surg 2008;121(5):1614-1624, discussion 1625-1626.

[7] Pan WR, Le Roux CM, Briggs CA. Variations in the lymphatic drainage pattern of the head and neck: further anatomic studies and clinical implications. Plast Reconstr Surg 2011;127(2):611-620.

[8] Honrado CP, Pastorek NJ. Long-term results of lower-lid suspension blepharoplasty: a 30-year experience. Arch Facial Plast Surg 2004;6(3):150-154.

[9] Prischmann J, Sufyan A, Ting JY, Ruffin C, Perkins SW. Dry eye symptoms and chemosis following blepharoplasty: a 10-year retrospective review of 892 cases in a singlesurgeon series. JAMA Facial Plast Surg 2013;15(1):39-46.

[10] Mendelson B, Wong C. Anatomy of the Ageing Face. In: Warren RJ NP, ed. Plastic Surgery. 2. 3rd ed. Elsevier; 2012.

[11] Rohrich RJ, Pessa JE. The fat compartments of the face: anatomy and clinical implications for cosmetic surgery. Plast Reconstr Surg 2007;119(7):2219–2227, discussion 2228-2231.

[12] Shoukath S, Taylor GI, Mendelson BC, Corlett RJ, Tourani SS, Shayan R, Ashton MW. The lymphatic anatomy of the lower eyelid and conjunctiva and correlation with postoperative chemosis and edema. Plast Reconstr Surg 2017;139(3):628e-637e.

[13] Hamra ST. Composite rhytidectomy. Plast Reconstr Surg 1992;90(1):1-13.

[14] Meade RA, Teotia SS, Griffeth LK, Barton FE. Facelift and patterns of lymphatic drainage. Aesthet Surg J 2012;32(1):39-45.

[15] Bähr W, Bagambisa FB, Schlegel G, Schilli W. Comparison of transcutaneous incisions used for exposure of the infraorbital rim and orbital floor: a retrospective study. Plast Reconstr Surg 1992;90(4):585-591.

[16] Mendelson BC, Muzaffar AR, Adams WP Jr. Surgical anatomy of the midcheek and malar mounds. Plast Reconstr Surg 2002;110(3):885-896, discussion 897-911.

[17] Slavin SA, Upton J, Kaplan WD, Van den Abbeele AD. An investigation of lymphatic function following free-tissue transfer. Plast Reconstr Surg 1997;99(3):730-741, discussion 742-743.

[18] Seitz IA, Llorente O, Few JW. The transconjunctival deepplane midface lift: a 9-year experience working under the muscle. Aesthet Surg J 2012;32(6):692-699.

[19] Undavia S, Briceno CA, Massry GG. Quantified incision placement for postseptal approach transconjunctival blepharoplasty. Ophthal Plast Reconstr Surg 2016;32(3):191-194.

[20] Weinfeld AB, Burke R, Codner MA. The comprehensive management of chemosis following cosmetic lower blepharoplasty. Plast Reconstr Surg 2008;122(2):579-586.

[21] Codner MA, Wolfli JN, Anzarut A. Primary transcutaneous lower blepharoplasty with routine lateral canthal support: a comprehensive 10-year review. Plast Reconstr Surg 2008;121(1):241-250.

# Capítulo 3
## Área Perioral, Queixo e *Jowl*

| | |
|---|---:|
| As Características do Envelhecimento dos Lábios e da Região Perioral: Conceitos Contemporâneos | 37 |
| Anatomia Profunda do Queixo e do *Jowl*: o Ligamento Osseocutâneo Mandibular e o Ligamento Mandibular do Platisma | 37 |
| Anatomia Muscular e de Compartimento da Região Perioral | 40 |
| Anatomia Vascular da Região Perioral Inferior | 44 |
| Anatomia Vascular do Lábio Superior e dos Compartimentos de Gordura Superficial | 46 |
| Anatomia Nasolabial | 48 |
| Técnicas Preferidas dos Autores para Rejuvenescimento Perioral | 50 |

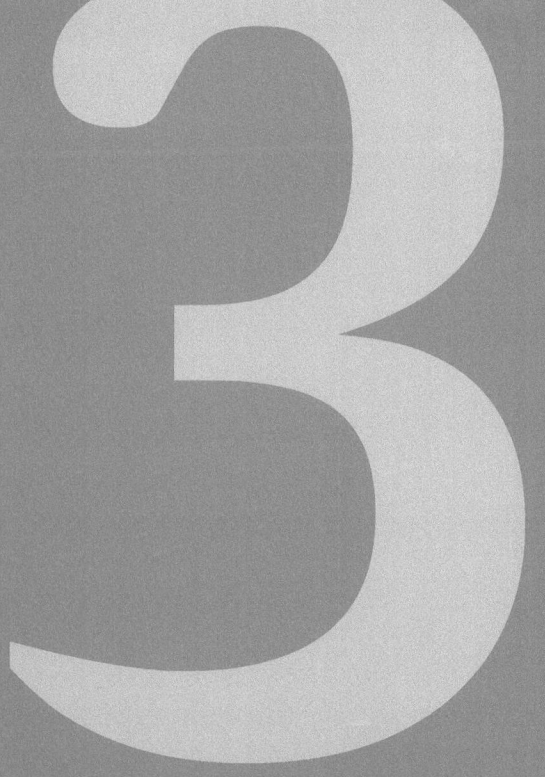

# 3 Área Perioral, Queixo e *Jowl*

*Jerome Paul Lamb ▪ Christopher Chase Surek ▪ James D. Vargo*

## As Características do Envelhecimento dos Lábios e da Região Perioral: Conceitos Contemporâneos

Tanto quanto podemos dizer, a região perioral é uma subunidade anatômica da face na qual a transformação dos músculos desempenha papel significativo nas características de envelhecimento e aparência. Estudos como os de Iblher *et al.* e de Penna *et al.* correlacionando alterações radiográficas de partes moles e duras a alterações fotométricas oferecem a melhor visão possível à nossa compreensão do lábio em envelhecimento. Especificamente, o alongamento do prolábio e a perda da altura do vermelhão visível são patognomônicos para um lábio que envelhece. As imagens da investigação por ressonância magnética (MRI) demonstram redução na dimensão anterior-posterior (A-P) e aumento no comprimento sem perda de volume total. A análise histomorfométrica demonstra afinamento estatisticamente significativo da cútis, espessamento da subcútis e degeneração das fibras elásticas e de colágeno.

O músculo orbicular da boca, que é composto pelas partes marginal e periférica, torna-se mais delgado com a idade (**Fig. 3.1**). Como resultado da parte marginal descendente, o músculo se achata e perde o formato de curva para a frente (taco de hóquei) que está presente no lábio jovem. Essa curva para a frente no lábio jovem é responsável pela definição da borda do vermelhão e, consequentemente, à medida que o músculo se altera com a idade, o vermelhão se torna menos definido. Além das alterações das partes moles, a reabsorção óssea da espinha nasal anterior e do alvéolo resulta em perda do suporte do lábio superior anterior, resultando em alterações nas medições do ângulo nasolabial superior (SNA). Ao contrário do lábio superior, as alterações de envelhecimento que ocorrem no lábio inferior estão menos quantificadas no momento.

## Anatomia Profunda do Queixo e do *Jowl*: o Ligamento Osseocutâneo Mandibular e o Ligamento Mandibular do Platisma

Existem dois ligamentos de retenção essenciais no *jowl*. Os compartimentos superficiais inferior e superior do *jowl* estão separados do compartimento adiposo submandibular mais caudal por um septo osseomuscular definido chamado de ligamento mandibular do platisma (PML) ou septo mandibular (**Fig. 3.2**). O PML está localizado cerca de 5 cm distais ao ângulo gonial, logo superior à borda mandibular. É postulado que esse septo atua como "rede de deitar" e uma frouxidão fisiológica em sua integridade estrutural leva à descida da gordura do *jowl*. O revestimento do PML com canais vasculares assemelha-se a um septo, em vez de a um ligamento. Além disso, o PML é um ponto de estabilidade muscular para o platisma, pois desliza sobre a mandíbula durante o movimento coordenado, uma função análoga à do ligamento de retenção orbitária no meio da face.

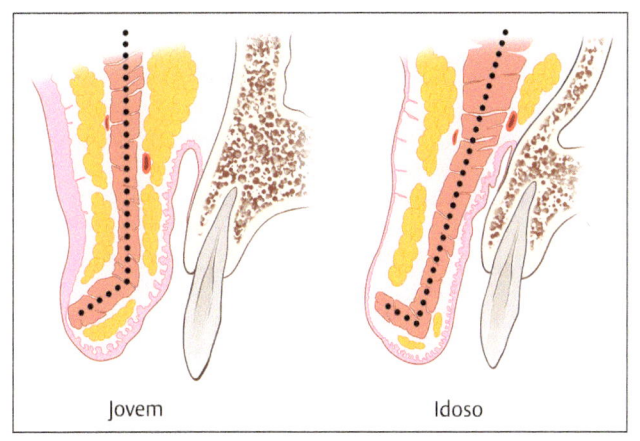

**Fig. 3.1** Ilustração representando a anatomia em corte cruzado no lábio superior de jovem e idoso. Observar a forma alterada do músculo orbicular da boca devida ao envelhecimento. O músculo se achata e perde a forma de curva para frente (taco de hóquei) presente no lábio jovem. (Adaptada de Iblher N, Kloepper J, Penna V, Bartholomae JP, Stark GB. Changes in the aging upper lipa photomorphometric and MRIbased study (on a quest to find he right rejuvenation approach). J Plast Reconstr Aesthet Surg 2008;61(10):1170-1176, Iblher N, Stark GB, Penna V. The aging perioral regiondo we really know what is happening? J Nutr Health Aging 2012;16(6):581-585, and Penna V, Stark GB, Eisenhardt SU, Bannasch H, Iblher N. The aging lip: a comparative histological analysis of age-related changes in the upper lip complex. Plast Reconstr Surg 2009;124(2):624-628.)

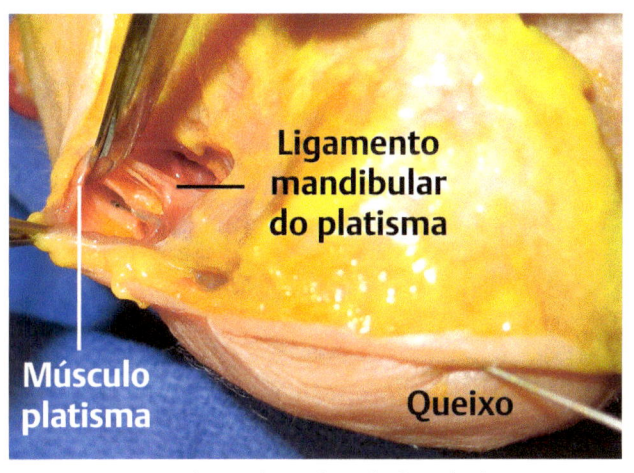

**Fig. 3.2** Demonstração por dissecção cadavérica dos ligamentos mandibulares do platisma.

Em sentido cefálico ao PML fica o ligamento osseocutâneo mandibular (MOCL: **Fig. 3.3**), cerca de 5,6 cm a partir do ângulo gonial e 1 cm superior à borda mandibular. Esse ligamento se expande 3,6 mm na largura e suas fibras se interdigitam com o depressor do ângulo da boca (DAO) formando o quadrante inferior das linhas de marionete. O MOCL pode ser apalpado clinicamente como o ponto de amarração entre o *jowl* anterior e a linha de marionete, dando crédito ao benefício bem documentado de liberação desse ligamento para a mobilização da pele na ritidectomia. Quanto à localização do ligamento mandibular, a literatura recente confirma a posição do ligamento na margem anterior do *jowl*, próximo à região parassinfisária. Deve-se notar que o PML e o MOCL não devem ser confundidos com os ligamentos cutâneos massetéricos, que são ligamentos não ósseos que anexam o músculo à pele de cobertura.

Ao sair da fáscia massetérica da parótida, o nervo mandibular marginal viaja sob o sistema músculo aponeurótico superficial (subSMAS) cruzando os vasos faciais a 2,3 cm distais ao ângulo gonial. Ao cruzar os vasos, o nervo está 3 mm anteriores ao vaso. O nervo não faz a transição superficialmente até atingir o DAO. Na média, o nervo terminará como dois ramos, com o ramo terminal dominante terminando 1 cm superior ao MOCL. Observar que, de acordo com o ensino tradicional, 81% das vezes o nervo viaja em sentido cranial à borda mandibular.

> **Dica de Preenchimento**
>
> Injeções caudais ao sulco labiomental são SEGURAS.

> **Dica de Preenchimento**
>
> Injeções pré-periosteais aplicadas na borda mandibular são seguras a partir de uma abordagem medial.

A **Fig. 3.4** mostra a anatomia macroscópica dos ligamentos de retenção essenciais da região perioral.

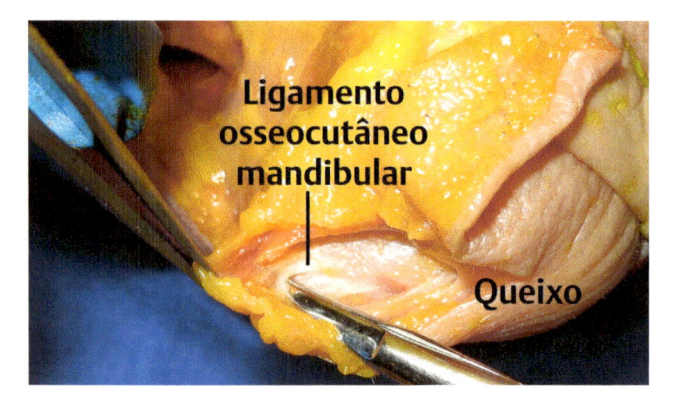

**Fig. 3.3** Demonstração por dissecção cadavérica do ligamento osseocutâneo mandibular.

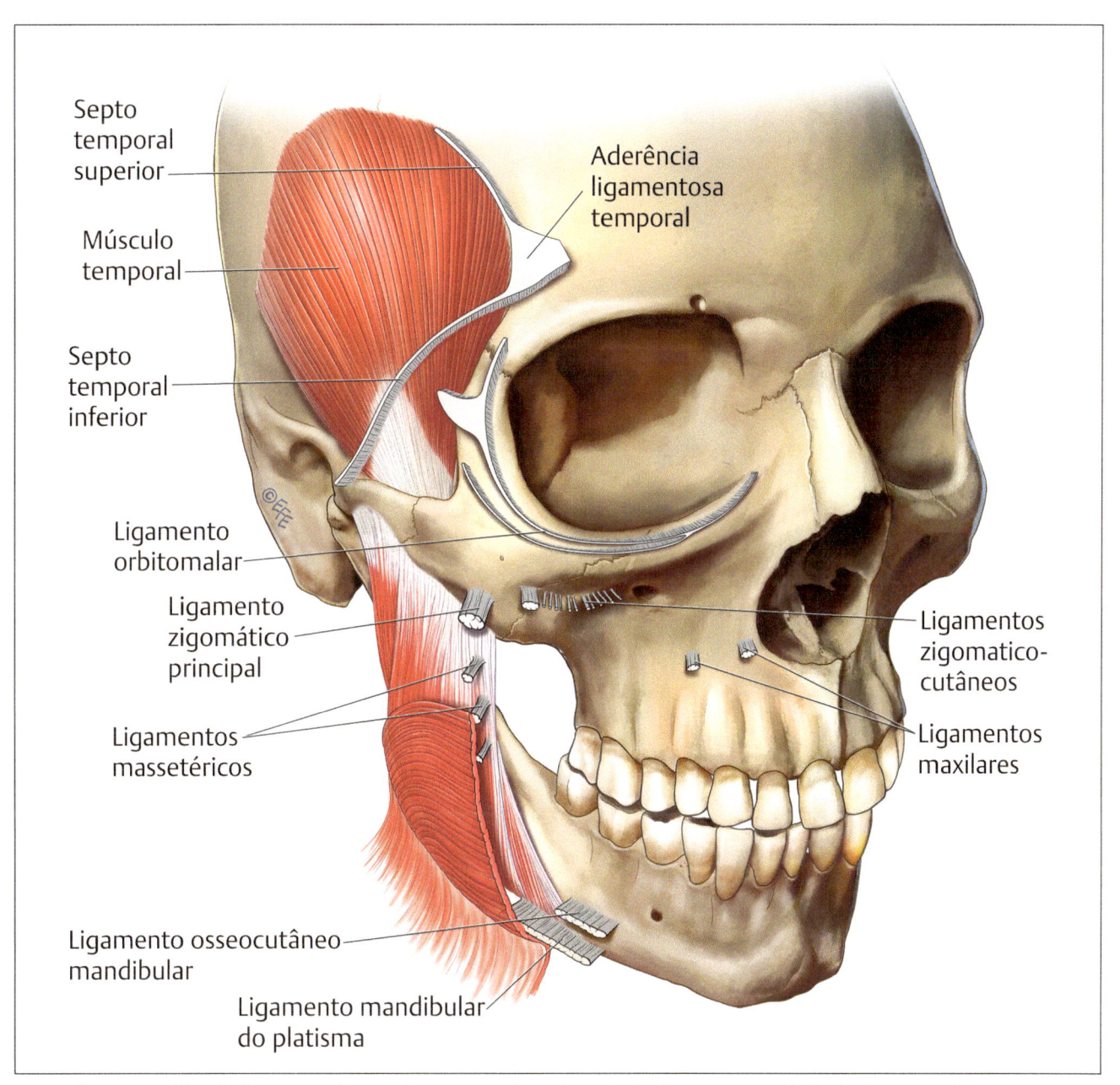

**Fig. 3.4** Ilustração médica dos ligamentos de retenção essenciais da região perioral: o ligamento mandibular do platisma e o ligamento osseocutâneo mandibular.

## Anatomia Muscular e de Compartimento da Região Perioral

### Anatomia Muscular

A anatomia muscular tridimensional (3D) da região perioral foi estudada por Olzewski *et al.*, mas sofre de um tamanho de amostra $n = 1$. Justiça seja feita, o estudo é um relatório de metodologia e não significa representar um estudo de variabilidade anatômica. Entretanto, esse estudo isotópico de MRI 3D *in vivo* demonstra que a musculatura perioral tem uma arquitetura única.

O músculo orbicular da boca é mais circular que elíptico em sua extensão lateral. As fibras profundas desse músculo são o resultado do entrelaçamento de fibras do músculo bucinador, enquanto as fibras superficiais do orbicular da boca surgem da coalescência com os levantadores e depressores labiais. O músculo levantador do ângulo da boca (LAO) insere-se atrás dos bucinadores. O músculo levantador dos lábios superiores (LLS) repousa imediatamente ao longo do LAO. O músculo zigomático maior confina a borda lateral de um componente vertical do músculo orbicular da boca. Deve-se notar que a lâmina própria fica dentro do esfíncter labial localizado entre o músculo orbicular e a mucosa.

A região perioral inferior contém três músculos essenciais: o depressor do lábio inferior (DLI), DAO e o músculo mentual (Fig. 3.5). O músculo DLI origina-se na mandíbula, entre a sínfise e o forame mentual e insere-se no músculo orbicular e na pele. O DAO origina-se no tubérculo mandibular, onde se funde com o platisma e insere-se no modíolo e no ângulo da boca. A literatura sobre o músculo mentual é escassa. Esse músculo se origina na sínfise superior e nos compartimentos adiposos do mento, as fibras atravessam em sentido cefálico abanando para fora, interdigitando-se com o orbicular da boca e a pele do lábio inferior. O músculo mentual tem configuração em forma de "V". Adicionado ao DLI, ele forma uma configuração em forma de "M" no lábio inferior. A tensão mentual é, substancialmente, o resultado de suporte ósseo insatisfatório entre indivíduos com oclusão do ângulo classe II ou naqueles com atrofia da gordura do mento.

## Compartimento Lateral Profundo do Queixo

No lábio inferior e pré-*jowl* fica o compartimento lateral profundo do queixo (**Fig. 3.6**). Esse compartimento é um alvo-chave de aumento para a volumização do sulco pré-*jowl*. Esse coxim de gordura fica profundo ao DAO para facilitar o deslizamento do músculo com o movimento. Essa gordura subDAO tem uma membrana fina de deslizamento ao longo de sua superfície anterior e protege o nervo mentual que tem curso superomedial e, com frequência, acompanha a artéria labial inferior. O diâmetro da artéria labial inferior torna moderadamente arriscada a proposição de injeção com agulha pequena na região subDAO. O acesso a esse compartimento adiposo por uma cânula colocada no triângulo pequeno limitado pela borda lateral do DLI, a borda medial do DAO e a borda caudal do orbicular da boca com uma angulação inferolateral pode ser uma técnica efetiva de volumização (**Fig. 3.7**). Como alternativa, a metade caudal desse compartimento pode ser acessada por uma abordagem paramediana do coxim do queixo, passando caudal ao forame do nervo mentual sobre o periósteo da mandíbula, atravessando em direção medial-lateral.

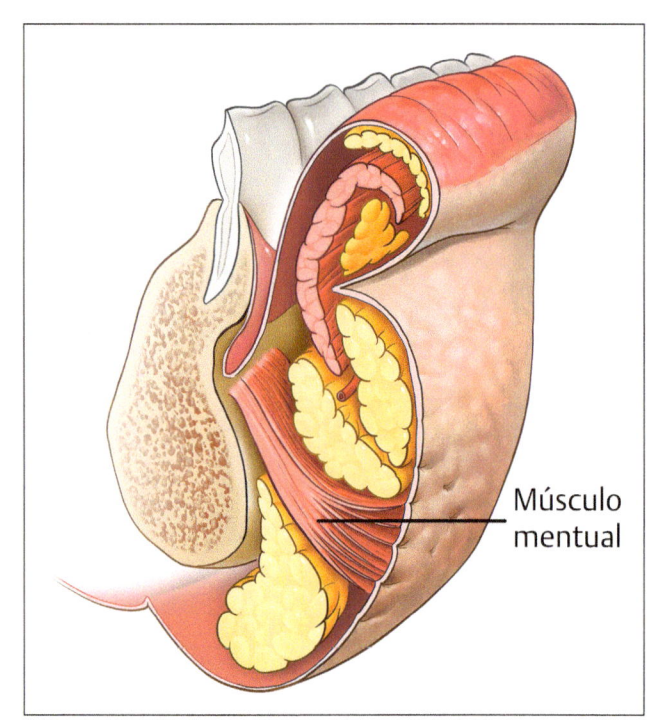

**Fig. 3.5** Ilustração da anatomia em corte cruzado do lábio inferior e do queixo, especificamente a origem e a inserção do músculo mentual. (Adaptada de uma ilustração médica por James Vargo, MD.)

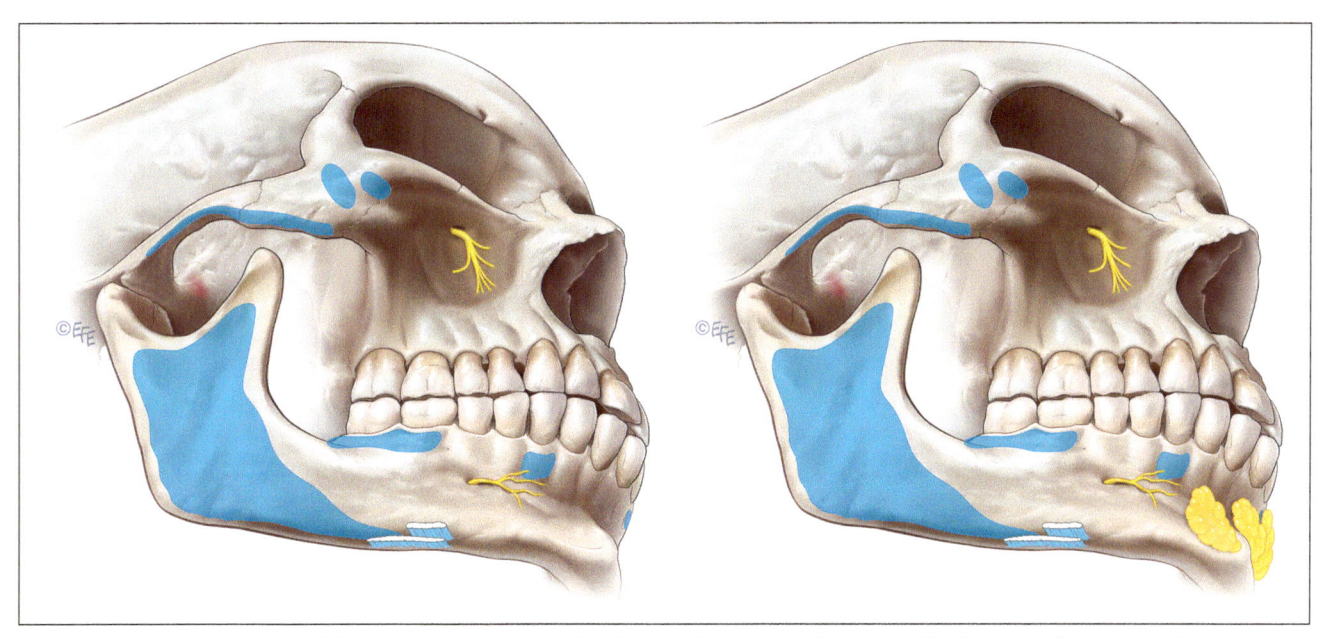

**Fig. 3.6** O sombreamento em azul demonstra origens e inserções da musculatura perioral essencial. São demonstrados os coxins de gordura mentual.

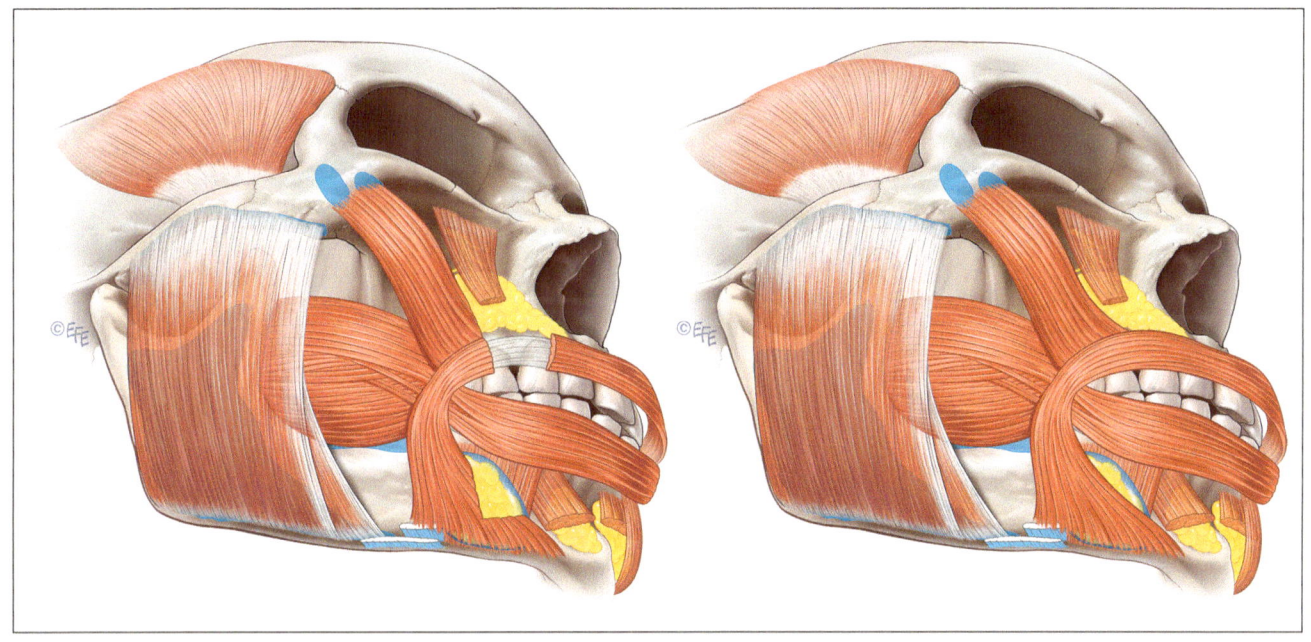

**Fig. 3.7** O compartimento lateral profundo do queixo e o espaço encapsulado entre o depressor do lábio inferior (DLI) e o depressor do ângulo da boca (DAO) são demonstrados. Observar a origem e a inserção do músculo mentual com a configuração em "M" formada pelo músculo mentual, o DLI e o DAO.

## Gordura Retro-Orbicular da Boca

No lábio superior existe um compartimento fibrogorduroso profundo ao músculo orbicular da boca que parece perder turgor com o envelhecimento. Esse compartimento de gordura retro-orbicular da boca (ROOrF) tem sido brevemente referenciado por outros autores que estudaram a anatomia perioral (**Fig. 3.8**). A extensão caudal do compartimento é, grosseiramente, o ponto médio da dentição central superior. A extensão cefálica termina próxima ao recesso bucal labial. Estudos de injeção do espaço fluem livremente em sentido superolateral à margem superior do orbicular da boca e progridem de profundo para superficial com a pele da base alar e o sulco nasolabial. Clinicamente, consideramos esse compartimento como um alvo de aumento útil em pacientes com colapso alveolar superior decorrente de extração bicúspide prévia, assim como de retrusão da abertura piriforme. A consistência da gordura é diferente daquela de suas contrapartes cefálicas. Na dissecção cadavérica, a gordura não é fundida com o músculo de cobertura e partes moles e exibe uma transição aguda a partir de suas estruturas limítrofes para fora da abertura perioral.

## Compartimentos Superficiais do Lábio

De acordo com Pessa *et al.*, o lábio superior contém vários compartimentos de gordura superficial (**Fig. 3.9**). Esses compartimentos são separados por septos vascularizados contendo artérias menores que o diâmetro externo de agulhas calibre 30, com exceção das artérias cursando próximas ou bem levemente laterais às colunas do filtro: o compartimento superior do lábio superior, o compartimento lateral do lábio superior, o compartimento inferior lateral do lábio superior e o compartimento central do lábio superior. Esse último contém um quadrante inferior e um quadrante superior. Clinicamente, esses compartimentos subcutâneos são delgados e a divisão deles corresponde com a septação vascular, similar a outras regiões da face. Essas septações se manifestam como rugas periorais verticais.

Ainda conforme Pessa *et al.*, o lábio inferior contém um trio de compartimentos de gordura superficial: o compartimento de gordura central do lábio inferior, o compartimento lateral do lábio e o compartimento inferior do queixo. O limite medial do compartimento lateral do lábio é o septo contendo a artéria labial inferior. As artérias cefálicas ao sulco labial-bucal inferior são muito pequenas, tornando improvável a canulação intra-arterial por injeção nessas áreas e, portanto, tornam esses compartimentos alvos potenciais para volumização.

## Espaços Periorais em Potencial

No lábio inferior existe um espaço em potencial sobre o rolo branco mal-definido. A vasculatura arterial imediatamente profunda a esse espaço tem relação íntima com o SMAS do músculo orbicular da boca do lábio inferior. A passagem de uma cânula a partir da comissura em direção medial pode facilmente atravessar todo o lábio inferior. A passagem de uma cânula a partir de um porto paramediano, em direção lateral, encontra nesse espaço uma barreira membranosa dura na comissura que se estende em sentido caudal por uma distância curta.

Espaços potenciais também existem no subvermelhão de ambos os lábios superior e inferior. O lábio superior tem um espaço em potencial que é, com frequência, medialmente dividido posterior à junção úmida e seca e um segundo espaço raramente dividido anterior a essa junção. O lábio inferior tem um espaço no subvermelhão que está presente tanto anterior quanto posterior à junção úmida e seca. O espaço anterior se estende por toda a largura do lábio e o espaço posterior termina em uma divisória na linha média.

A anatomia macroscópica da ROOrF é mostrada na **Fig. 3.10**, e a **Fig. 3.11** mostra os compartimentos de gordura superficial da região perioral.

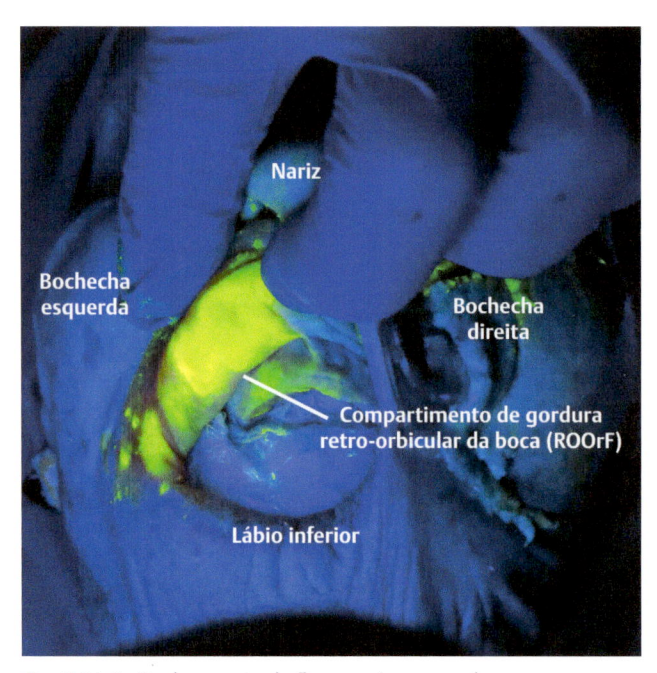

**Fig. 3.8** Injeção de corante de fluoresceína na gordura retro-orbicular da boca (ROOrF) mediante iluminação com luz negra. Observar a forma retangular dessa estrutura.

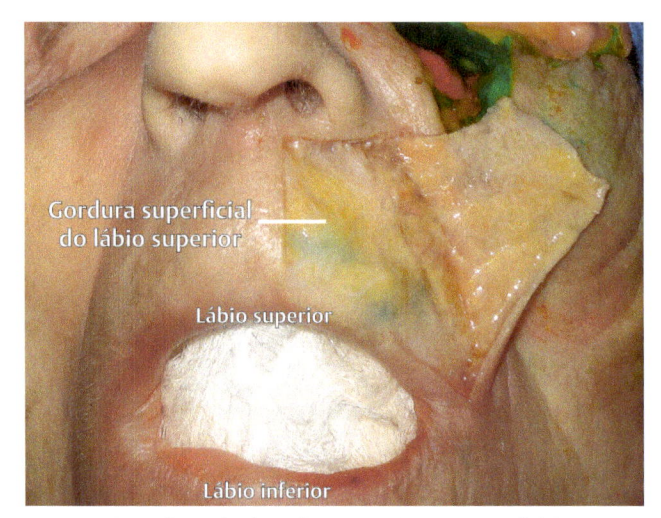

**Fig. 3.9** Dissecção cadavérica do compartimento superficial de gordura do lábio superior. Observar a transição de gordura livremente organizada para uma composição mais fibrosa e adiposa. Essa linha de fusão se torna mais proeminente com a idade.

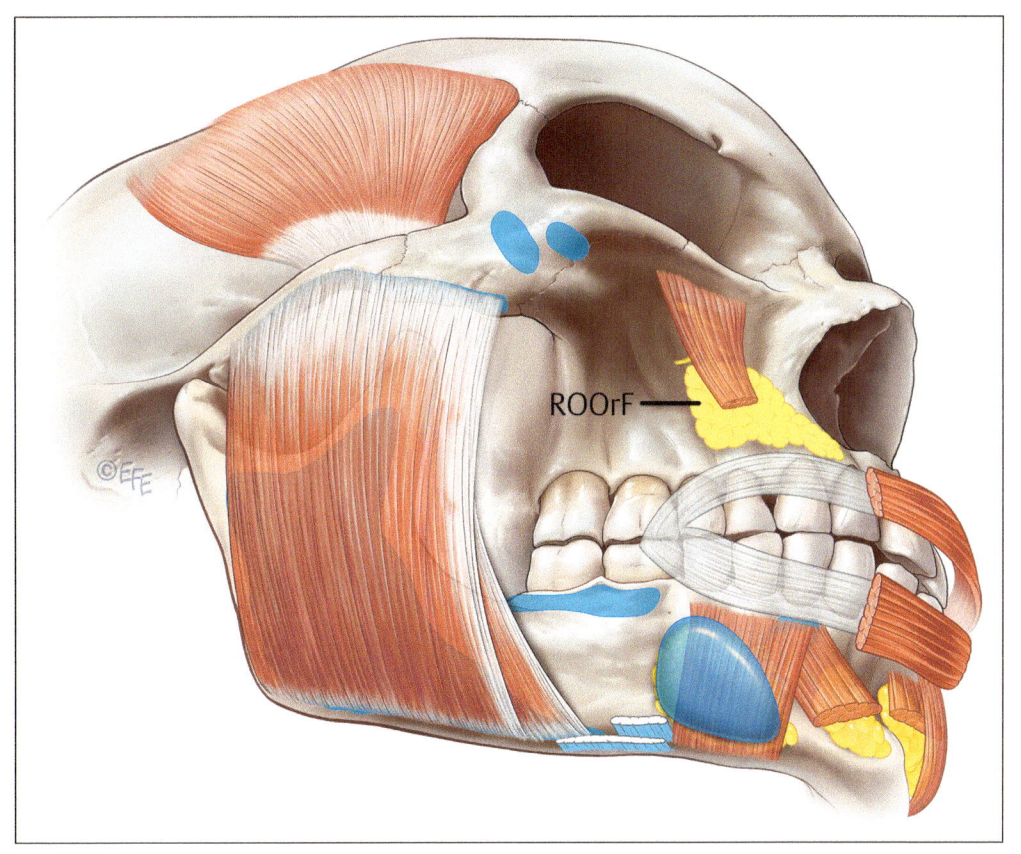

**Fig. 3.10** Demonstração do compartimento de gordura retro-orbicular da boca.

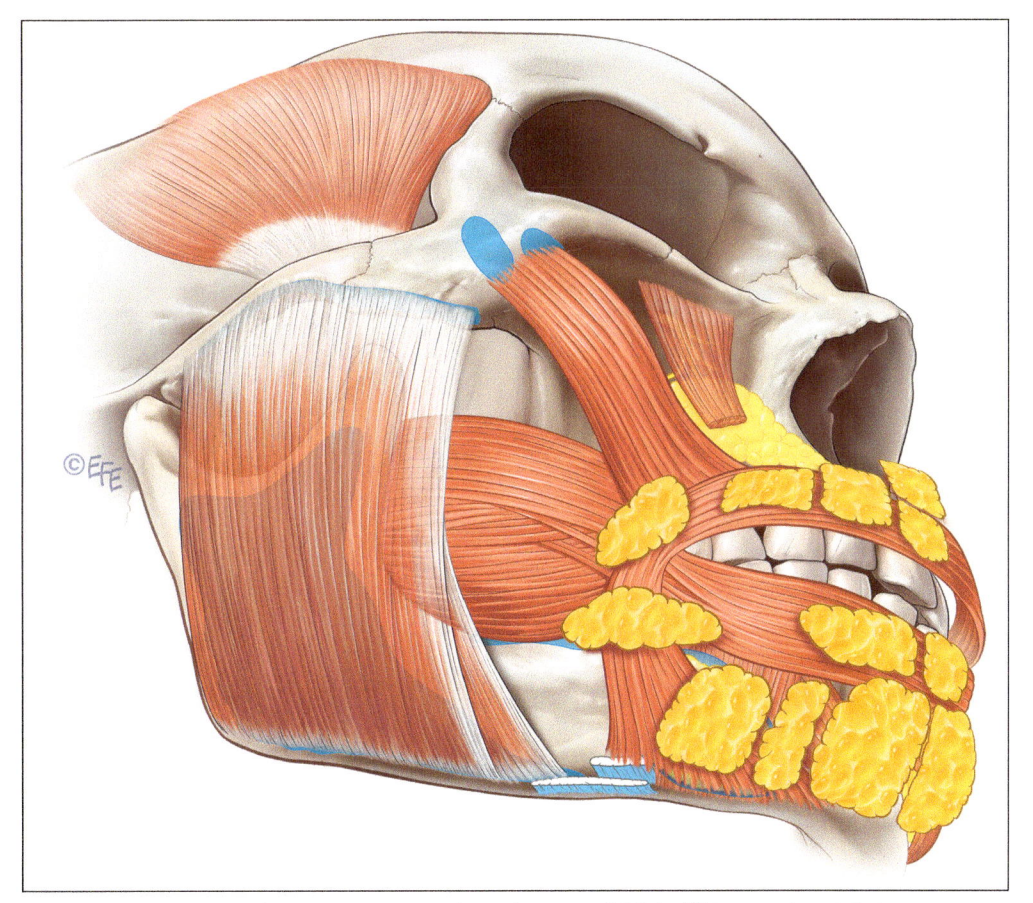

**Fig. 3.11** Demonstração dos compartimentos de gordura superficial dos lábios superior e inferior.

## Anatomia Vascular da Região Perioral Inferior

A compreensão da arquitetura e do suprimento sanguíneo no lábio e na região nasolabial é fundamental para evitar complicações não desejadas. Por definição padronizada, a artéria facial ascende superior à mandíbula, profunda ao músculo platisma, ramificando-se em uma artéria labial inferior e uma artéria labial superior (SLA) e continuando depois do canto da boca, em direção ao nariz como artéria angular.

Entretanto, a variação dos padrões e localizações dos ramos da artéria facial comprovou ser uma regra, e não uma exceção. Começando no pescoço, a artéria facial ou vai se bifurcar ou dar origem ao ramo da artéria submentual. Estudos de angiografia por tomografia computadorizada (CTA) correlacionaram o domínio da artéria facial nessa bifurcação com a presença ou a ausência de um sistema angular no lado ipsolateral. Nesse nível, o diâmetro médio do vaso é de aproximadamente 2,3 mm. O vaso viajará profundo ao DAO e ao zigomático maior. Isso criará um abrigo seguro para quaisquer injeções superficiais aplicadas a partir da comissura para o sulco nasolabial (**Fig. 3.12**).

> **Dica de Preenchimento**
>
> Injeções superficiais aplicadas na região entre a comissura oral e o sulco nasolabial são seguras.

Estudos demonstraram que, com frequência, a artéria labial inferior é ipsolateral presente e/ou dominante, com mais frequência no lado direito que no esquerdo. A artéria labial inferior passa profunda ao platisma e forma, geralmente, um tronco comum com a artéria labiomental (**Fig. 3.13**). A artéria labiomental foi anteriormente referida como a artéria sublabial. A origem da artéria labial inferior fica em uma área de 2,4 cm da comissura labial e 2,4 cm superiores à borda inferior da mandíbula. O diâmetro médio do vaso na origem da ILA é de 1,3 mm; o vaso atravessa sob a mucosa na parede anterior da cavidade oral, logo superior ao anexo mucoso na borda alveolar. Alguns autores defendem a borda inferior do bucinador como uma estimativa do nível no qual a ILA corre em direção à linha média. Para comparação topográfica, a ILA tem sido predominantemente mostrada cursando tão inferior quanto o sulco labiomental. Diferentemente de sua contraparte cefálica, a ILA mostrou cursar dentro do músculo orbicular ou entre o orbicular e os depressores do lábio.

Com frequência, um ramo considerável da ILA cursará com o nervo mental e o vaso enviará perfurantes perpendiculares pequenos para o lábio inferior. Como observação de cautela, uma pequena porcentagem de vasos da ILA compartilhará um tronco comum com a SLA antes da bifurcação; quando isso ocorrer, a ILA cursará ao longo da junção vermelhão-cutânea. A incidência dessa anomalia é de cerca de 11%. Isso pode ser problemático para injeções com agulha aplicadas ao longo dessa junção e quando da colocação de bolos na comissura oral. Até o momento, os estudos sobre a profundidade da ILA são inconsistentes; como regra geral, o vaso tem 4,7 mm de profundidade em sua origem e transcenderá para 2,3 mm de profundidade ao atingir a linha média.

A **Fig. 3.14** ilustra a anatomia vascular e do compartimento de gordura da região perioral.

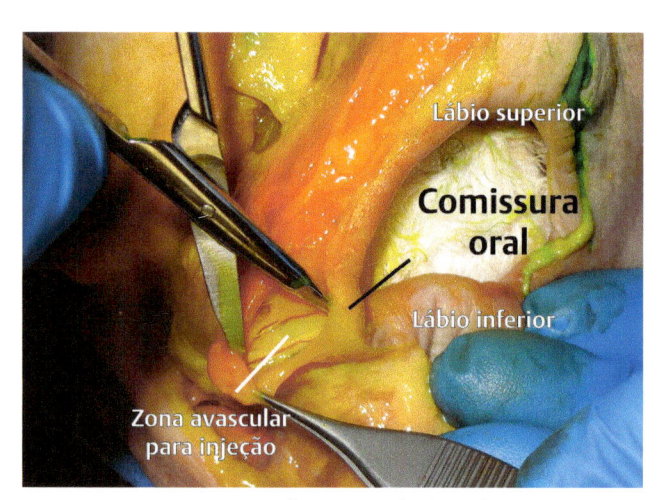

**Fig. 3.12** Demonstração por dissecção cadavérica da zona segura para injeção na comissura oral.

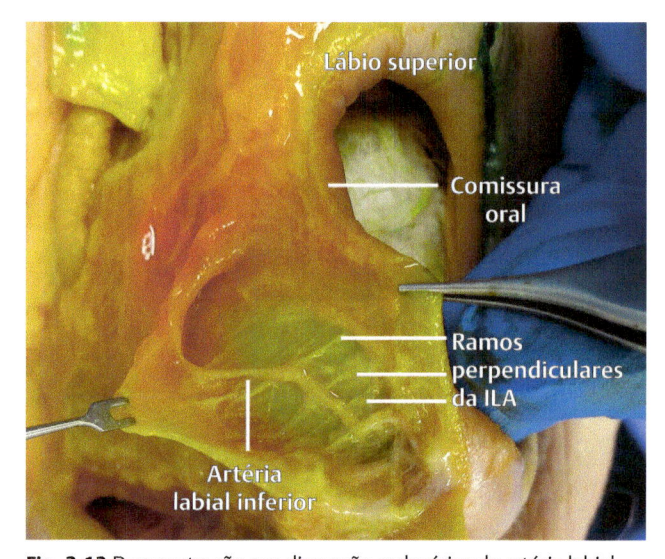

**Fig. 3.13** Demonstração por dissecção cadavérica da artéria labial inferior.

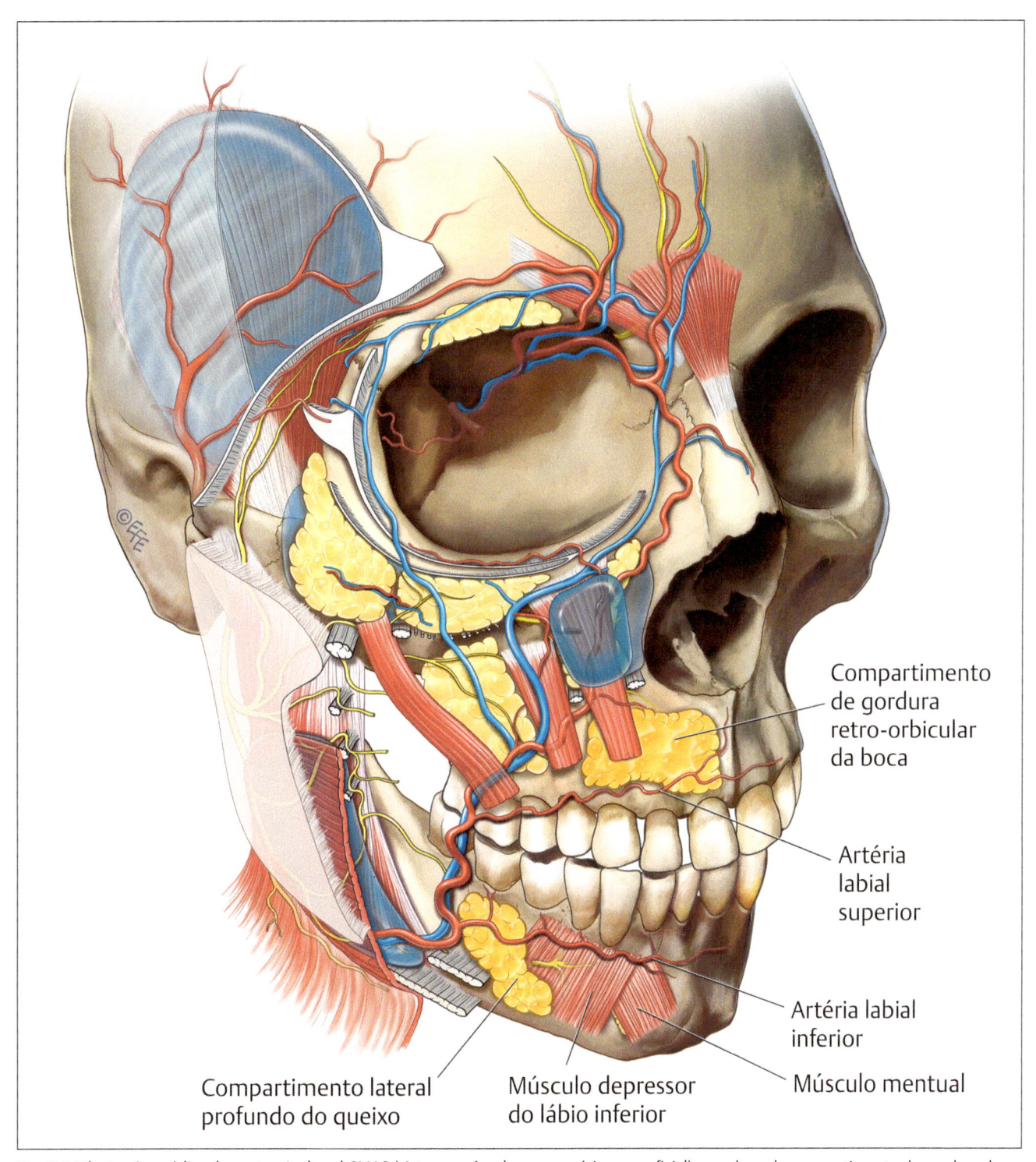

**Fig. 3.14** Ilustração médica da anatomia do subSMAS (sistema músculo aponeurótico superficial) vascular e do compartimento de gordura da região perioral.

## Anatomia Vascular do Lábio Superior e dos Compartimentos de Gordura Superficial

O SMAS do lábio foi anteriormente descrito por Pensler et al. A inervação do nervo facial do músculo orbicular da boca do lábio superior penetra em sentido ascendente, lateralmente no lado de baixo do músculo e tem numerosos ramos pequenos. Estudos recentes delinearam a localização topográfica da SLA. Lee et al. classificam o padrão de ramificação da SLA em quatro tipos. De acordo com este estudo cadavérico, cerca de 22% das artérias labiais superiores fornecerão o ramo alar ipsolateral. E presumivelmente, nos 78% restantes de amostras, os vasos angulares ou infraorbitários suprem esse ramo alar. Além disso, esse estudo descobriu que o vaso labial superior está ausente em um dos lados em 7% das amostras.

Estudos por tomografia computadorizada informaram uma incidência de até 43% de sujeitos nos quais a SLA não estava presente bilateralmente. O ponto de partida da SLA foi isolado a uma área de 1,5 cm² a partir da comissura oral, com localização de profundidade de aproximadamente 3,5 mm (**Figs. 3.15** e **3.16**). Clinicamente, o injetor pode colocar a unha do polegar na comissura oral para estimar a localização do vaso. A SLA pinça o músculo orbicular da boca e a seguir viaja em sentido cefálico para a borda cutânea do vermelhão até atingir um ponto médio relativo entre a comissura oral e o pico do arco de Cupido lateral, quando então a artéria descerá abaixo do rolo branco e continuará para a linha média sagital. Essa zona de transição é um conhecimento importante para o injetor ao aplicar injeções no lábio superior. No nível do pico do arco de Cupido, a SLA está cerca de 1 mm inferior à borda do vermelhão cutâneo. Durante todo o seu curso, a SLA mantém uma profundidade de pelo menos 3 mm. Ao se aproximar da linha média, 85% dos sistemas da SLA possuem um ramo septal; a maioria dos ramos septais subirá para o nariz em um plano suborbicular; entretanto, até 25% desses ramos viajarão superficialmente ao músculo. Essa é uma consideração a ser levada em conta ao aplicar injeções no filtro, pois a embolização desses vasos pode resultar em perda de tecido nasal.

> **Dica de Preenchimento**
>
> Regra "2-4-5" para injeção labial. A SLA corre 2 mm anteriores à mucosa intraoral, pelo menos 4 mm de profundidade em relação à pele e está a 5 mm de profundidade na área central, na margem do lábio inferior.

### Compartimentos Superficiais do Lábio

Como mencionado anteriormente, Pessa et al. descrevem vários compartimentos de gordura superficial do lábio superior (**Fig. 3.17**): o compartimento superior do lábio superior, o compartimento lateral do lábio superior, o compartimento lateral inferior do lábio superior e o compartimento central do lábio superior. Esse último contém um quadrante inferior e um superior. Clinicamente, esses compartimentos subcutâneos são delgados e a divisão deles corresponde com a septação vascular, semelhante às outras regiões da face. Essas septações se manifestam como rugas verticais periorais. O lábio inferior contém um trio de compartimentos de gordura superficial: o compartimento central de gordura do lábio inferior, o compartimento lateral do lábio e o compartimento inferior do queixo. O limite medial do compartimento lateral do lábio é o septo contendo a artéria labial inferior. As artérias cefálicas ao sulco labial-bucal inferior são muito pequenas, tornando improvável a canulação intra-arterial por injeção nessas áreas e, portanto, tornam esses compartimentos em alvos potenciais para a volumização.

A **Fig. 3.18** mostra os compartimentos de gordura superficial da região perioral.

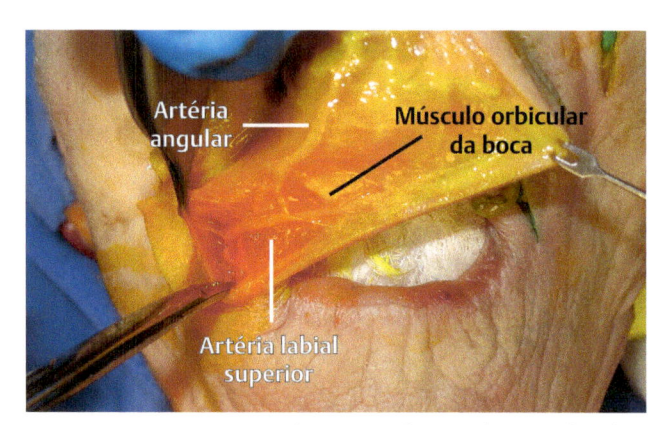

Fig. 3.15 Demonstração por dissecção cadavérica da artéria labial superior.

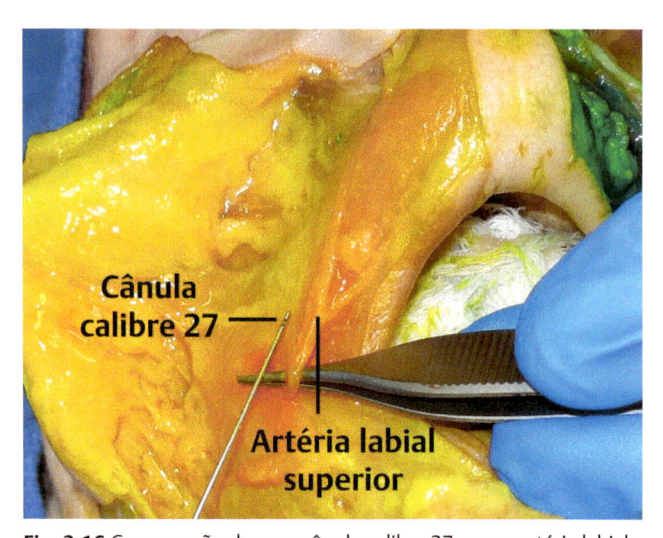

Fig. 3.16 Comparação de uma cânula calibre 27 com a artéria labial superior em amostra de cadáver.

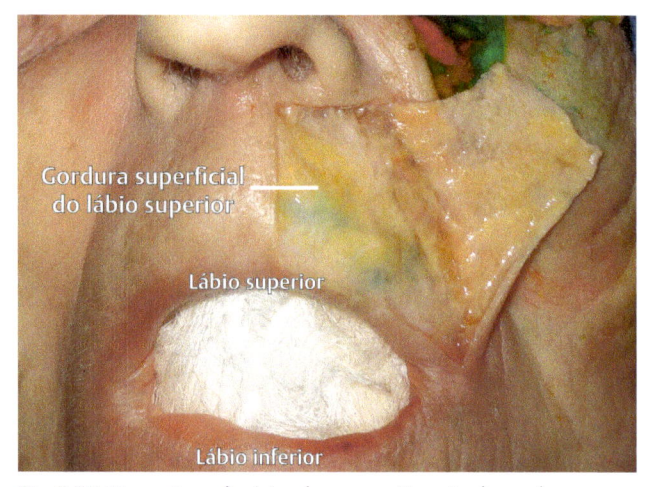

Fig. 3.17 Dissecção cadavérica do compartimento de gordura superficial do lábio superior. Observar a transição de gordura mal organizada em uma composição mais fibroadiposa. Essa linha de fusão se torna mais proeminente com a idade.

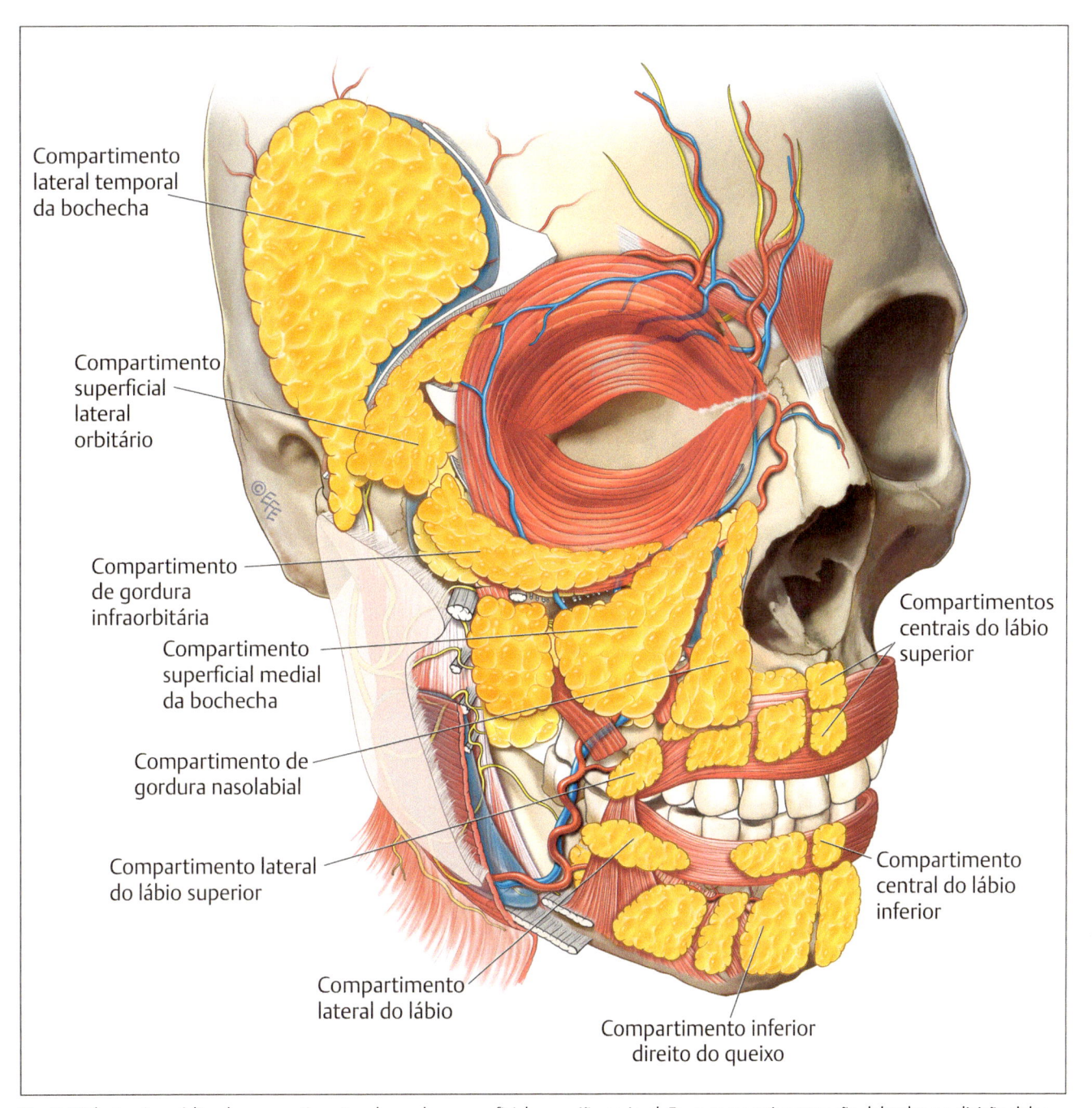

**Fig. 3.18** Ilustração médica de compartimentos de gordura superficial na região perioral. Esses compartimentos são delgados e a divisão deles corresponde com a septação vascular, semelhante a outras regiões da face. Essas septações se manifestam como rugas periorais verticais.

## Anatomia Nasolabial

Na movimentação cefálica para o sulco nasolabial, os estudos indicam uma relação íntima da artéria facial com esse sulco aproximando-se dos 93%. Dada a natureza tortuosa da artéria, é difícil fornecer um mapeamento topográfico concreto para fins de injeções. Em um grande estudo cadavérico Yang *et al.* forneceram dados sobre a localização de profundidade da artéria em relação ao sulco. Com mais frequência, a artéria cursa medial ao sulco, começando em 1,7 mm mediais ao sulco na porção inferior e cruzando por baixo do sulco à profundidade de 5 mm no terço superior do sulco, atingindo por fim um ponto de 3,2 cm laterais à asa nasal.

A dissecção cadavérica revelou a inserção do músculo levantador do lábio superior e da asa do nariz (LLSAN), do músculo levantador do lábio superior (LLS) e do zigomático menor no sulco nasolabial e é dentro dessas fibras musculares que a artéria atravessa de medial a lateral pelo sulco. Esse conhecimento de inserção muscular levou alguns autores a defender a injeção de toxina botulínica no sulco nasolabial como meio alternativo para apagá-lo (**Fig. 3.19**). A liberação dos anexos dérmicos dos músculos miméticos no sulco nasolabial é um residente bem estabelecido em ritidectomia. O conhecimento da relação mimética do músculo com o sulco nasolabial apoia a noção de que volumizar a bochecha medial profunda e o espaço piriforme profundo pode criar uma elevação de fulcro dos levantadores labiais resultando em suavização do sulco e restaurando assim a aparência jovem da face (**Vídeos 3.1** e **3.2**).

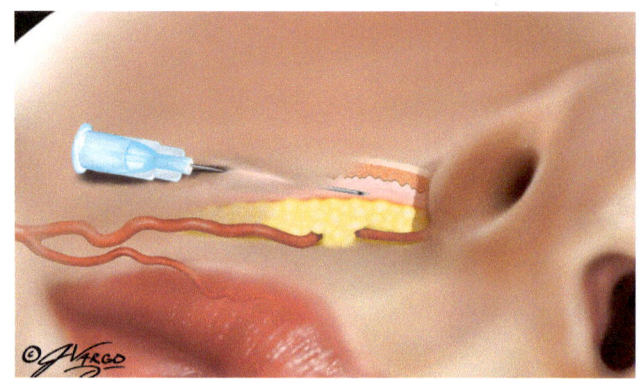

**Fig. 3.19** Ilustração médica demonstrando a profundidade apropriada da inserção da agulha para a injeção de preenchimento no sulco nasolabial. (Adaptada de uma ilustração médica por James Vargo, MD.)

> **Dica de Preenchimento**
>
> Ao injetar o sulco nasolabial recomendamos a colocação da agulha na derme reticular ou na subcútis imediata. Conheça a profundidade da artéria angular (~ 5 mm) e o nível no qual ela cruza o sulco nasolabial (junção do terço proximal). Para confirmar a profundidade, o injetor deverá visualizar o branco da pele esbranquiçada, mas NÃO a coloração cinza da agulha. Se o injetor visualizar o cinza na agulha, esta estará localizada demasiadamente superficial e deverá ser ajustada. Os autores recomendam uma subcisão gentil com agulha no sulco, seguida por uma injeção retrógrada de preenchimento de ácido hialurônico (HA) de tamanho médio.

Como discutido anteriormente neste capítulo, o ROOrF repousa imediatamente profundo ao músculo orbicular da boca cobrindo a fossa canina (**Fig. 3.20**). Esse compartimento é um alvo excelente para reposição de volume do lábio superior, particularmente em pacientes com colapso alveolar superior por extrações bicúspides prévias incidentais à manipulação ortodôntica (consultar a seção "Técnica Preferida dos Autores para Rejuvenescimento Perioral").

A **Fig. 3.21** mostra a anatomia macroscópica das estruturas que ficam embaixo do sulco nasolabial e a pele perioral.

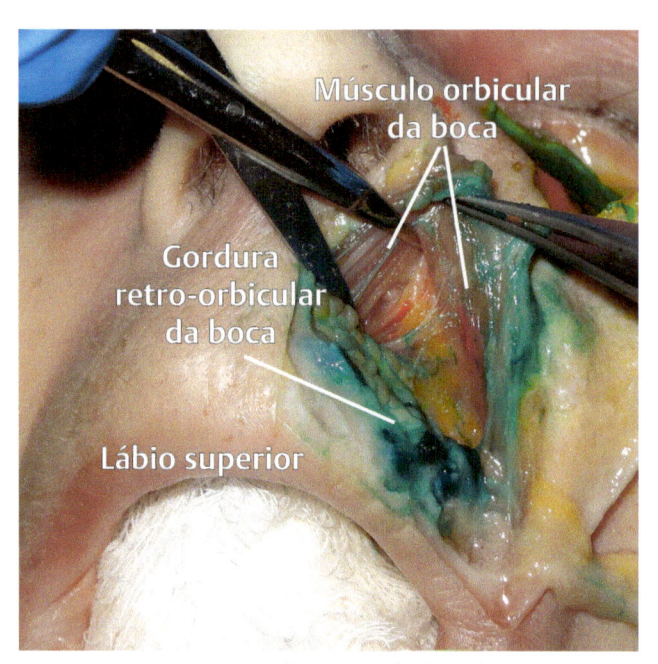

**Fig. 3.20** Demonstração por dissecção cadavérica do compartimento de gordura do músculo retro-orbicular da boca (ROOrF). O compartimento foi injetado percutaneamente com ácido hialurônico homogeneizado com corante verde, antes da dissecção.

Área Perioral, Queixo e *Jowl*

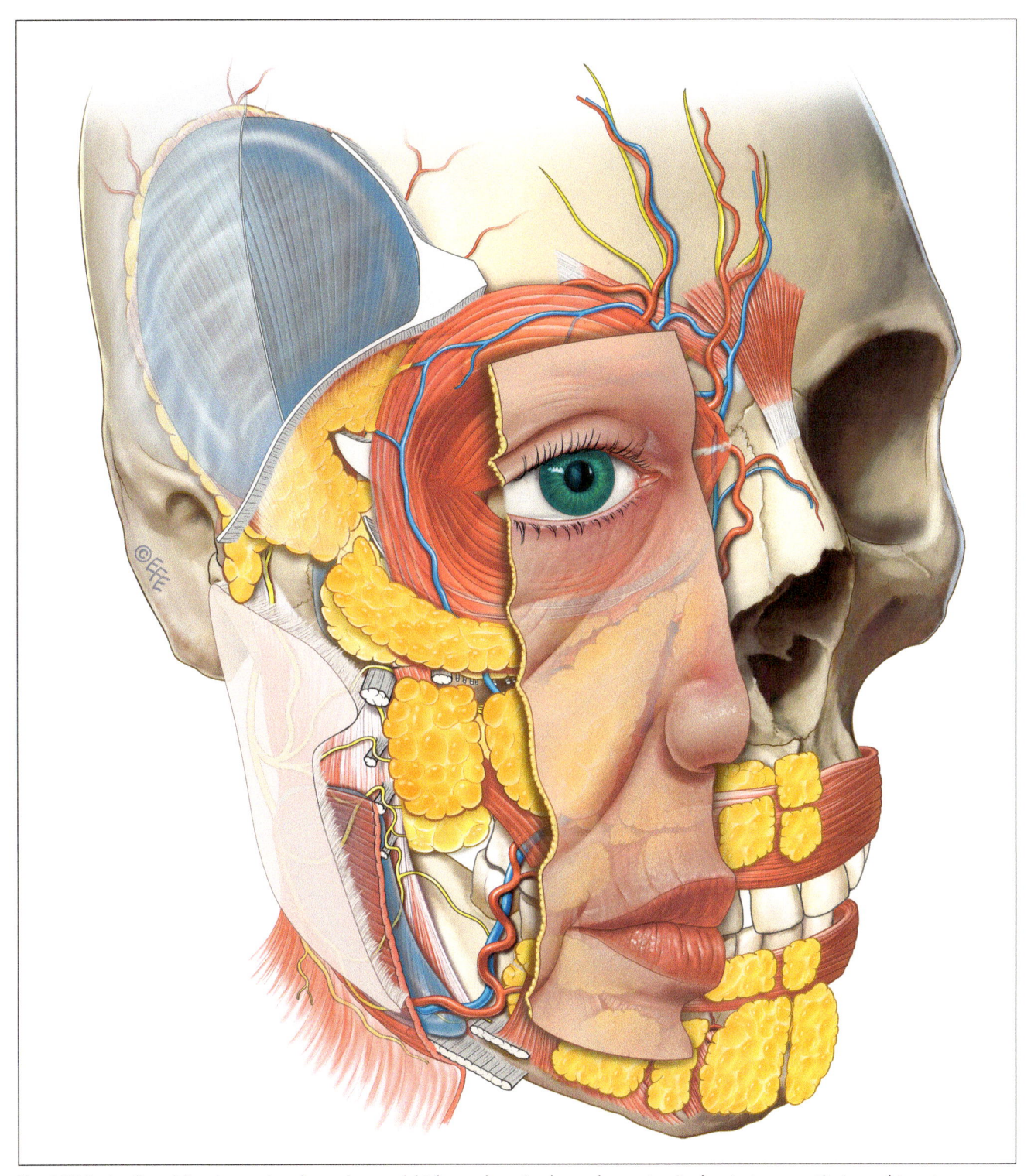

**Fig. 3.21** Ilustração médica demonstrando o sulco nasolabial e a pele perioral com demonstração de estruturas anatômicas subjacentes.

# Técnicas Preferidas dos Autores para Rejuvenescimento Perioral

## Interface Columela-Lábio

### Gordura do Músculo Retro-Orbicular da Boca

No rejuvenescimento perioral, a determinação é feita inicialmente em relação à oclusão dental. Em indivíduos submetidos a extrações ortodônticas de primeiros bicúspides superiores, geralmente estará presente um amplo nível de colapso de lábio superior. O ROOrF representa um compartimento passível de volumização tanto para enxertia de gordura autóloga quanto para preenchedores prontos para uso. Esse compartimento de gordura se estende para a junção do terço médio da altura vertical do lábio superior e estende-se em sentido medial para a entrada do espaço piriforme profundo. Além disso, esse compartimento é desprovido de artérias suficientemente grandes para serem prontamente canuladas. A técnica preferida dos autores é a abordagem desse compartimento com uma porta colocada no centro do filtro, na junção do terço superior do filtro (consultar ilustração). O injetor começa com um pequeno bolo "em roda" dentro da porta usando uma pequena quantidade de xilocaína com epinefrina para minimizar a formação de equimoses (**Vídeo 3.3**). Uma cânula é passada pela porta em sentido anterior para posterior; a seguir ela é angulada lateralmente e corre com facilidade no lado anterior da mucosa do lábio superior, profunda ao músculo orbicular da boca. A cânula encontra restrição mínima nesse espaço em potencial. Ao usar preenchedores de HA prontos para uso, os preenchedores são misturados com xilocaína na proporção de 2:1. Cerca de 0,4 mL do produto misturado é injetado em cada lado. A injeção do ROOrF através dessa abordagem de cânula central com preenchedor de ácido hialurônico permeará a gordura mais areolar que está presente no triângulo externo superior do lábio superior na fronteira com a junção alar da bochecha (**Fig. 3.22; Vídeo 3.4**). Na enxertia de gordura autóloga, a gordura é colocada em numerosas passadas, enquanto a cânula é passada em um movimento de leque. Resumindo, a volumização dessas estruturas suborbiculares da boca amplia o arco dental e, com frequência, eleva o lábio superior.

### Rugas Periorais Verticais

Dentro do terço inferior do lábio superior, as rugas periorais verticais não estão, em geral, ao alcance de procedimentos de enxertia de gordura autóloga. Quando presentes, os autores preferem primariamente fazer um hachurado em um nível intradérmico, com produtos de HA particulados (**Vídeo 3.5**). Antes da injeção, o produto é transferido para uma seringa Luer-Lock de 1 mL, que romperá a partícula para um tamanho menor. Uma agulha de calibre 32 é usada para a injeção. Como alternativa, preenchedores de HA projetados para evitar o efeito de Tyndell podem ser colocados na gordura subcutânea do lábio superior sobre o curso do músculo orbicular da boca.

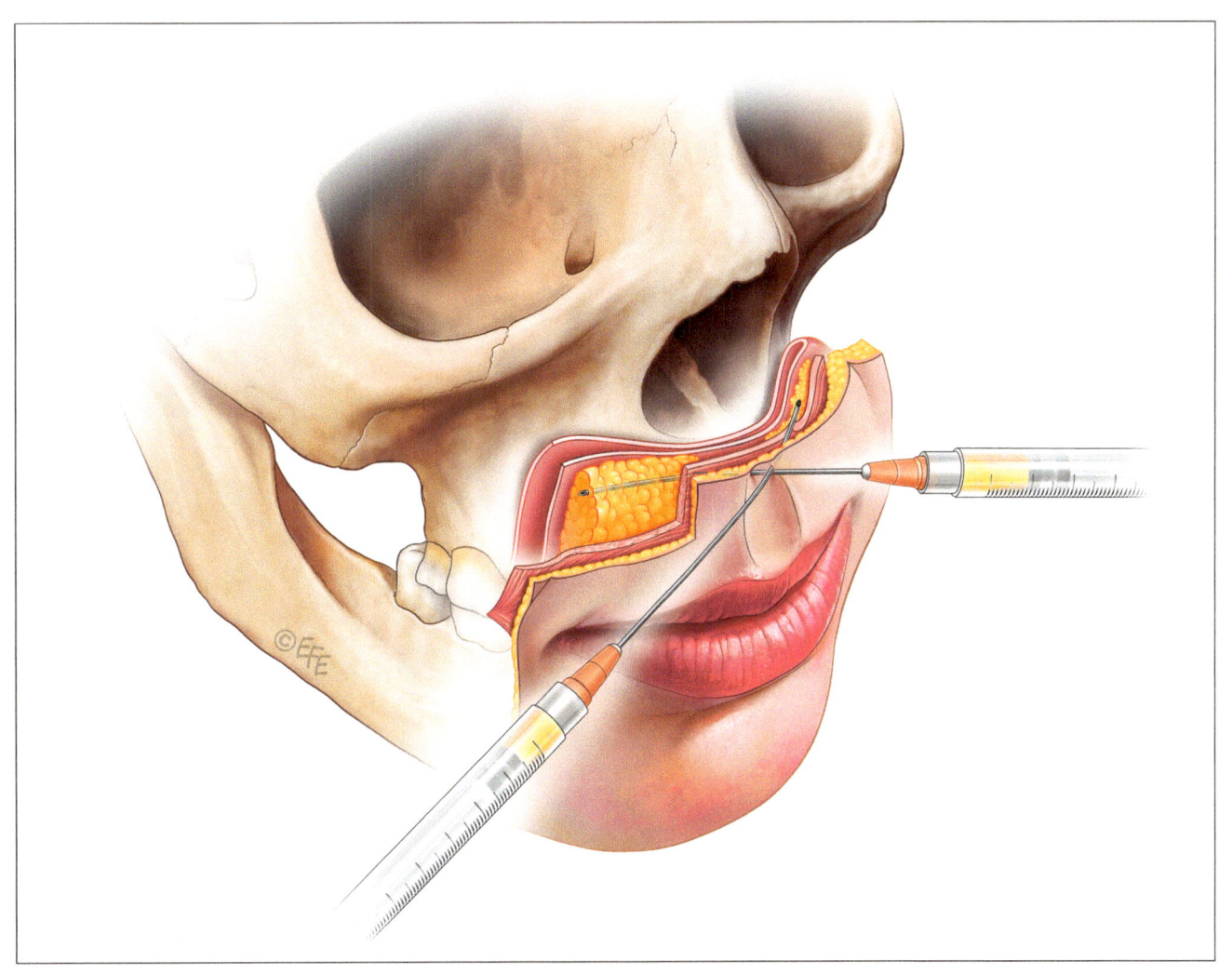

**Fig. 3.22** Ilustração médica demonstrando a volumização com cânula da gordura retro-orbicular da boca.

## Aumento do Lábio Superior
### O Filtro e o Rolo Branco
A injeção do filtro é feita imediatamente subdérmica, por meio de abordagem ao rolo branco (**Fig. 3.23; Vídeo 3.6**). O filtro é pinçado gentilmente entre o polegar não dominante e o dedo indicador do injetor, o que eleva o tecido para longe dos ramos potencialmente ascendentes da SLA. O rolo branco é aumentado de comissura para comissura e inclui o componente do filtro com o preenchedor de HA usando agulha calibre 30, enquanto pressiona o rolo branco entre o polegar e o indicador injetando de forma retrógrada. Um rolo branco muito agudo e não exagerado pode ser atingido dessa forma. O aumento do rolo branco deverá ser feito antes de quaisquer aumentos do vermelhão.

### A Comissura Oral
Embora não tenha sido estudado por fotomicrografia, o lábio inferior adjacente à comissura é considerado como sendo composto de tecido fibrogorduroso que, com a idade, torna-se atrófico ou deformado. As comissuras laterais deprimidas são tratadas com uma injeção de preenchimento de HA superficialmente ao aspecto caudal do músculo orbicular da boca, cerca de 5 mm laterais à comissura, criando uma curvatura descendente nesse ponto de 5 mm. A injeção é colocada superficial, intramuscular e posiciona-se tanto anterior quanto caudal ao curso da SLA. Por procuração, essa manobra resulta na ilusão de uma comissura elevada (**Vídeo 3.7**).

### O Vermelhão
Um método para aumentar o vermelhão seco é desenvolvido por meio de uma injeção com agulha vertical "sem toque" no rolo branco, onde o preenchedor de HA é colocado em direção anteroposterior, logo abaixo da mucosa do vermelhão seco. Injeções paralelas em incrementos de aproximadamente 1,5 a 2 mm nos três quartos centrais do vermelhão do lábio superior são aplicadas de comissura para comissura. Esse método resultará em convexidade máxima do vermelhão e melhora da projeção anteroposterior do lábio vermelho. A agulha não deve ser angulada em direção posterossuperior pois isso aumenta a probabilidade de uma injeção intra-arterial na SLA.

Um método alternativo para aumentar o vermelhão é aquele via cânula (**Vídeo 3.8**). Existem dois espaços em potencial no subvermelhão do lábio superior. Um deles fica anterior à junção úmida-seca e o segundo fica posterior. O espaço anterior estende-se por toda a largura do lábio superior na maioria dos indivíduos, enquanto o espaço posterior é dividido na linha média, na maioria dos sujeitos. Uma porta é feita justalateral à comissura. O injetor coloca um pequeno bolo de xilocaína com epinefrina para minimizar o sangramento e a formação de equimoses. A cânula pode então ser passada nos dois espaços para fornecer projeção aumentada do vermelhão seco e altura aumentada do vermelhão úmido, respectivamente. Isso pode ajudar a restaurar a projeção do lábio superior em relação ao lábio inferior em uma visualização de perfil, junto com a redução da exibição excessiva da gengiva.

O formato anatômico do músculo orbicular da boca tem um componente vertical de suas fibras na comissura. Essa transição de transversa para vertical deixa uma área de suporte insatisfatório de partes moles, resultando na incompetência oral em ambos os lábios superior e inferior. As artérias labiais superior e inferior não ficam próximas dessa área de deficiência. A competência oral é mais bem obtida de uma injeção medial para lateral e bem levemente posterior ao rolo branco da comissura labial superior e inferior (**Vídeo 3.9**).

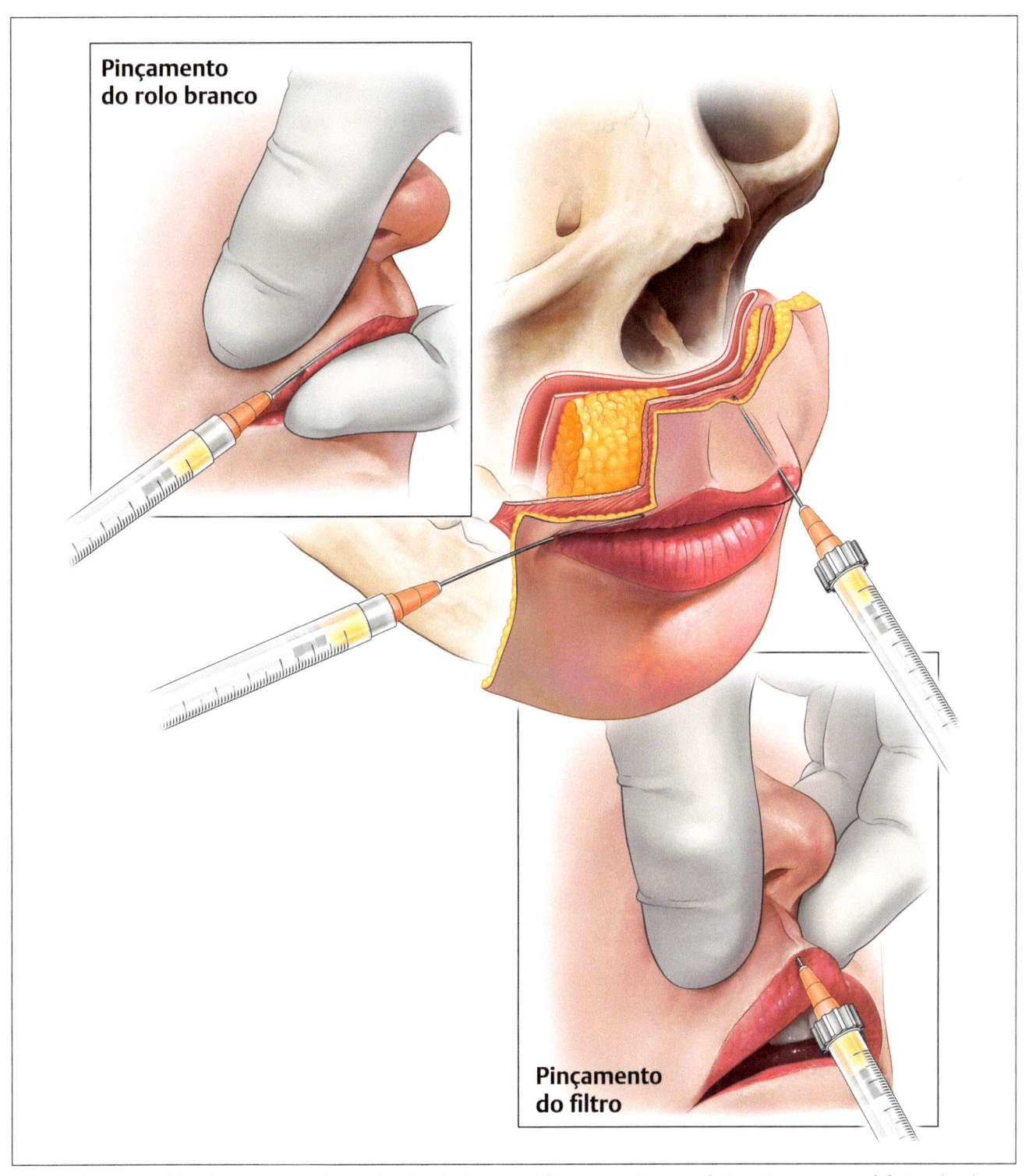

**Fig. 3.23** Ilustração médica demonstrando técnicas de volumização para o lábio superior. Nossa preferência é iniciar com a definição do rolo branco e do filtro e então progredir para o aumento do vermelhão. Para a injeção do filtro são usadas agulhas de 12,7 mm, calibre 29 a 30.

## Aumento do Lábio Inferior

De modo similar ao lábio superior, dois métodos podem ser usados para aumentar o rolo branco: cânula ou agulha. Nosso método preferido é usar uma cânula, pois descobrimos que a cânula permanece satisfatoriamente centralizada no rolo branco (**Vídeos 3.10 e 3.11**). Usando um ponto de inserção na comissura oral, uma injeção de cânula retrógrada abrangendo o vermelhão branco também pode ser aplicada. Injeções sequenciais com agulha podem ser aplicadas com preenchedor de HA e agulha calibre 30, enquanto se pinça o rolo branco entre os dedos polegar e indicador e injeta-se de forma retrógrada.

O aumento do vermelhão seco com agulha é obtido por meio de uma injeção "sem toque" com agulha no rolo branco, onde o preenchedor de HA é colocado em direção anteroposterior logo abaixo da mucosa do vermelhão seco (**Fig. 3.24**). Injeções paralelas em incrementos de cerca de 1,5 a 2 mm nos três quartos centrais do vermelhão do lábio inferior são aplicadas de comissura para comissura. Esse método resultará em convexidade máxima do vermelhão e vai melhorar a projeção anteroposterior do lábio vermelho. A agulha não deve ser angulada em direção posteroinferior pois isso aumenta a probabilidade de uma injeção intra-arterial nos ramos verticais da artéria labial inferior.

Para aumento do vermelhão do lábio inferior com cânula, o injetor pode usar a mesma porta para cânula usada no lábio superior. A cânula pode ser angulada em sentido caudal em um espaço por baixo do vermelhão anterior do lábio inferior. Esse espaço atravessa todo o lábio inferior.

A contribuição do lábio inferior para a comissura é tratada injetando-se o compartimento lateral de gordura superficial do lábio inferior que, em muitos indivíduos é um compartimento firmemente aderido. A injeção excessiva nesse espaço resultará em deformidade, que não se mostrará natural. A linha de marionete existe onde um compartimento de gordura mais espessa confina lateralmente compartimentos mais delgados medialmente. Um hachurado com injeções subdérmicas imediatas é efetivo sobre as linhas de marionete. O injetor deverá efetuar uma avaliação das concavidades sobre o músculo DAO. Injeções com cânula com preenchedor de HA ou de gordura autóloga no DAO deverão ser aplicadas de modo conservador; entretanto, como toda a vascularidade corre profunda ao DAO, injeções superficiais são mais seguras para aplicação nessa região.

A atrofia de partes moles no compartimento de gordura superficial no lábio inferior ocorre e deverá ser tratada. Injeções superficiais no lábio inferior são seguras e fáceis de aplicar com uma cânula ou por uma porta no queixo na linha média ou uma porta na extensão lateral da crista labiomentual.

Área Perioral, Queixo e *Jowl*

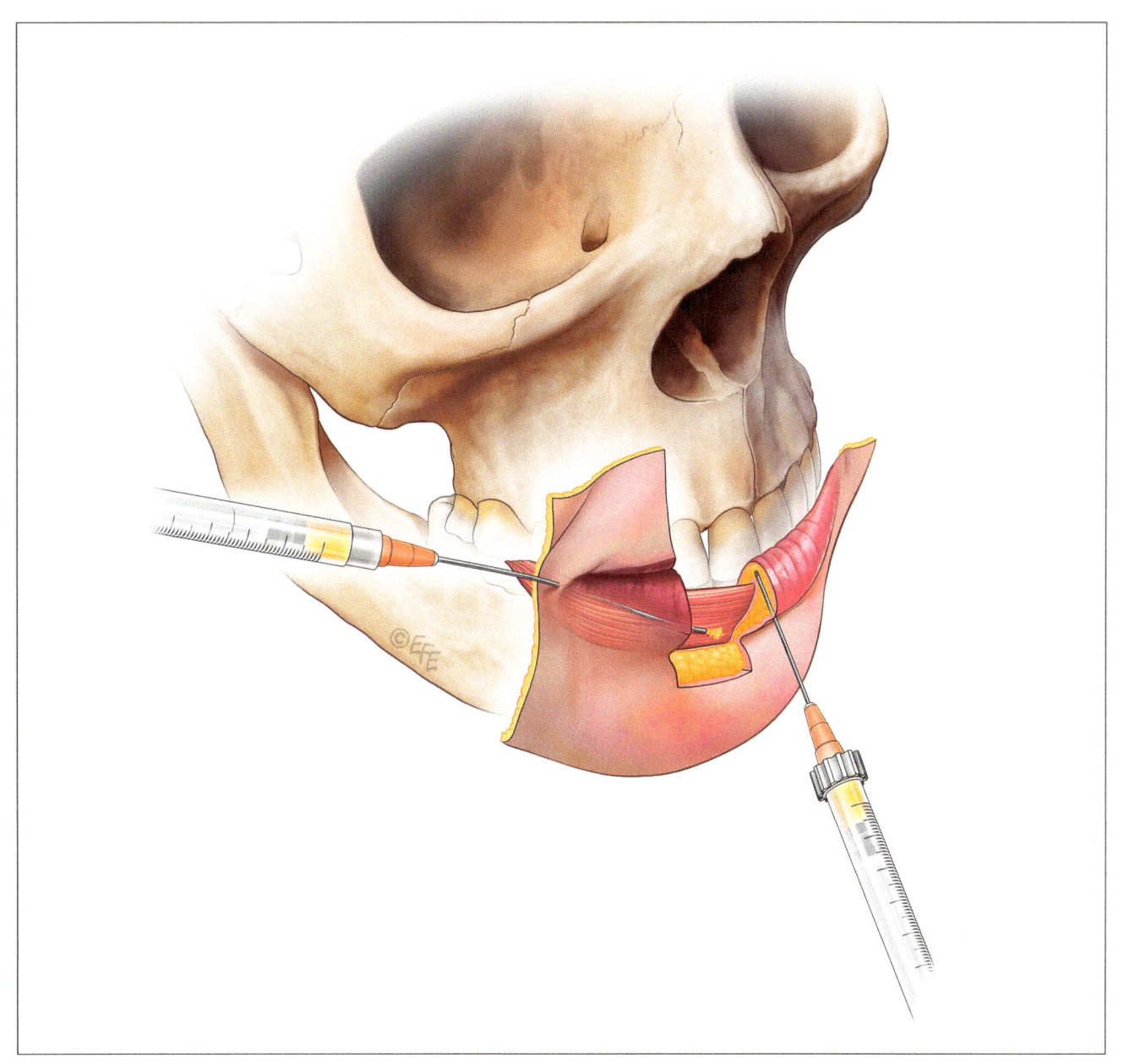

**Fig. 3.24** Ilustração médica demonstrando técnicas de volumização para o lábio inferior. A volumização do vermelhão com cânula é exibida. A abordagem "sem toque" com injeções verticais profundas ao vermelhão seco também é exibida. Para essa técnica, são preferidas as agulhas de 12,7 mm de calibre 29 a 30.

## Interface Lábio-Queixo

O suporte para a interface lábio inferior-queixo é obtido restaurando-se o volume na área da crista labiomentual (**Fig. 3.25**). A artéria labial inferior corre muito próxima ao sulco labial-bucal, no lado profundo do lábio inferior. Injeções aplicadas com a cânula a partir da porta central encontrarão um plano natural. O volume é adicionado sobre a inserção cefálica do músculo mentual, ao longo do aspecto posterior do músculo orbicular da boca e mais lateralmente sobre o DLI. A injeção deverá ser superficial (*i. e.*, subcutânea) para adicionar suporte e minimizar complicações intravasculares.

Quando houver tensão mental o volume deverá ser adicionado no coxim de gordura mentual, que é septado na linha média. Uma porta na linha média, no ponto de convexidade máxima do queixo, pode ser usada. Uma vez subcutâneo, o injetor poderá angular a cânula levemente para fora da linha média e encontrará resistência pouco antes de a cânula penetrar no coxim adiposo.

Uma porta para cânula ao longo da borda inferior da mandíbula, na linha média parassagital, facilita a passagem da cânula em sentido cefálico, no plano subDAO. Nesse local, o injetor pode volumizar o compartimento profundo do queixo lateral e fornecer suporte profundo e medial à comissura do lábio inferior. A cânula pode ser avançada lateralmente, logo superior à borda mandibular, onde encontrará pouca resistência ao penetrar no compartimento profundo do queixo lateral; esse espaço em potencial é formado pela cápsula de investimento na superfície posterior do DAO e o volume pode ser inserido nesse espaço, para fornecer suporte abaixo do DAO. Esse alvo de injeção ajudará a alinhar a linha da mandíbula e a camuflar o pré-*jowl* (**Vídeo 3.12**). A gordura autóloga e os preenchedores de HA prontos para uso com *G-prime* elevado podem ser usados em modo intercambiável com essas abordagens.

Além disso, o *jowl* pode ser camuflado por injeções subcutâneas superficiais através da porta da linha média sem preocupação com a injeção intravascular. Injeções subcutâneas imediatas no sulco pré-*jowl* são igualmente seguras com agulha e cânula.

# Área Perioral, Queixo e *Jowl*

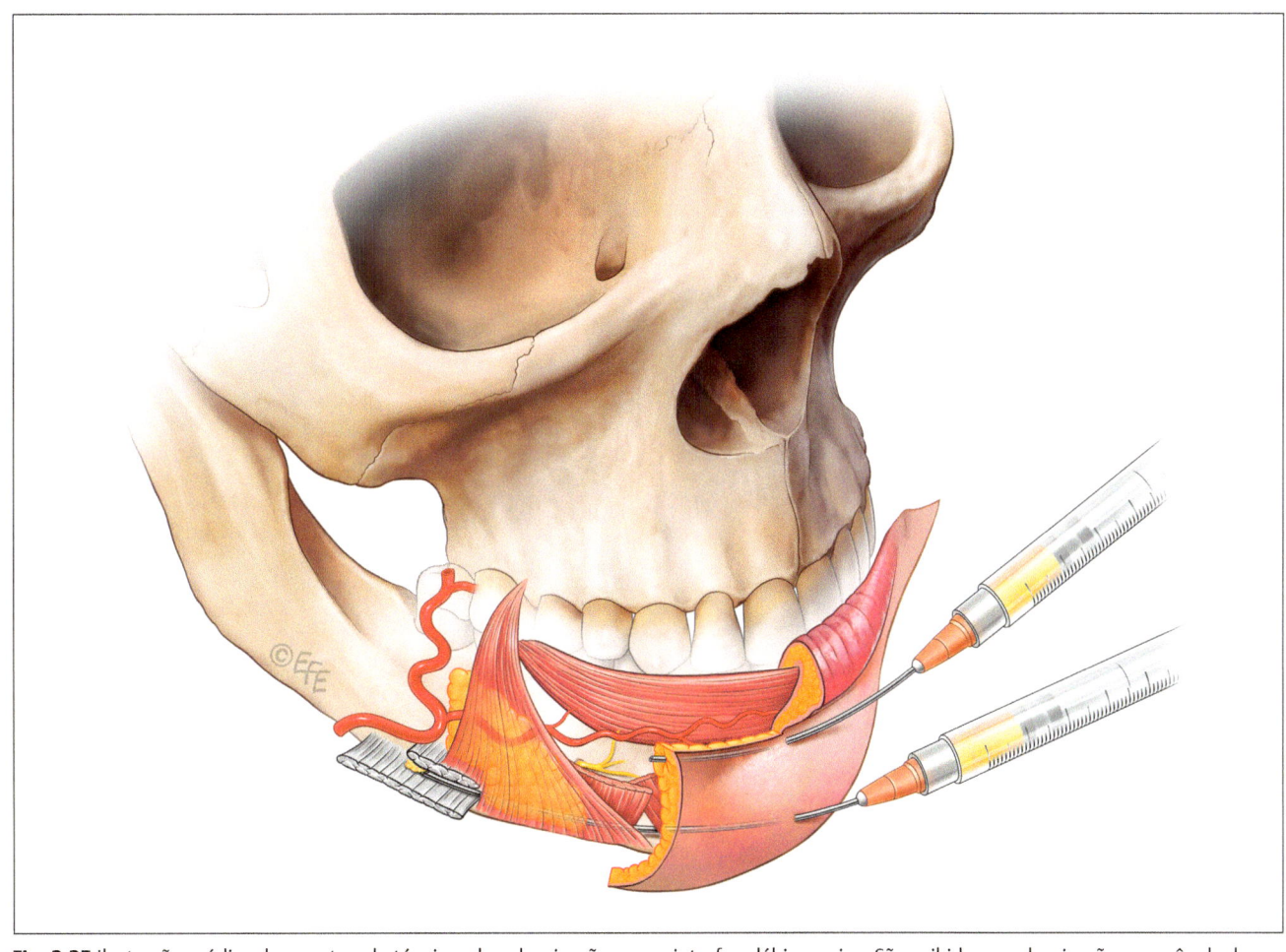

**Fig. 3.25** Ilustração médica demonstrando técnicas de volumização para a interface lábio-queixo. São exibidas: a volumização com cânula dos compartimentos de gordura mentual e crista labiomentual. A volumização com cânula do compartimento profundo do queixo lateral a partir de portas na linha média também é mostrada; a cânula avança por trás do depressor do ângulo da boca.

## Leitura Sugerida
### Anatomia do Queixo e do *Jowl*

Braz A, Humphrey S, Weinkle S, et al. Lower face: clinical anatomy and regional approaches with injectable fillers. Plast Reconstr Surg 2015;136(5, Suppl):235S-257S.

Cardoso ER, Amonoo-Kuofi HS, Hawary MB. Mentolabial sulcus: a histologic study. Int J Oral Maxillofac Surg 1995;24(2):145-147.

de Castro CC. The anatomy of the platysma muscle. Plast Reconstr Surg 1980;66(5):680-683.

Feldman J. Neck Lift. St. Louis, MO: Quality Medical Publishing, Inc.; 2006:107.

Furnas DW. The retaining ligaments of the cheek. Plast Reconstr Surg 1989;83(1):11-16.

Huettner F, Rueda S, Ozturk CN, et al. The relationship of the marginal mandibular nerve to the mandibular osseocutaneous ligament and lesser ligaments of the lower face. Aesthet Surg J 2015;35(2):111-120.

Mendelson BC, Muzaffar AR, Adams WP Jr. Surgical anatomy of the midcheek and malar mounds. Plast Reconstr Surg 2002;110(3):885-896, discussion 897-911.

Reece EM, Pessa JE, Rohrich RJ. The mandibular septum: anatomical observations of the jowls in aging-implications for facial rejuvenation. Plast Reconstr Surg 2008;121(4):1414-1420.

### Lábio Superior

Crouzet C, Fournier H, Papon X, Hentati N, Cronier P, Mercier P. Anatomy of the arterial vascularization of the lips. Surg Radiol Anat 1998;20(4):273-278.

Furukawa M, Mathes DW, Anzai Y. Evaluation of the facial artery on computed tomographic angiography using 64-slice multidetector computed tomography: implications for facial reconstruction in plastic surgery. Plast Reconstr Surg 2013;131(3):526-535.

Iblher N, Kloepper J, Penna V, Bartholomae JP, Stark GB. Changes in the aging upper lipa photomorphometric and MRI-based study (on a quest to find the right rejuvenation approach). J Plast Reconstr Aesthet Surg 2008;61(10):1170-1176.

Iblher N, Stark GB, Penna V. The aging perioral regiondo we really know what is happening? J Nutr Health Aging 2012;16(6):581-585.

Lee SH, Gil YC, Choi YJ, Tansatit T, Kim HJ, Hu KS. Topographic anatomy of the superior labial artery for dermal filler injection. Plast Reconstr Surg 2015;135(2):445-450.

Loukas M, Hullett J, Louis RG Jr, et al. A detailed observation of variations of the facial artery, with emphasis on the superior labial artery. Surg Radiol Anat 2006;28(3):316-324.

Nakajima H, Imanishi N, Aiso S. Facial artery in the upper lip and nose: anatomy and a clinical application. Plast Reconstr Surg 2002;109(3):855-861, discussion 862-863.

Olszewski R, Liu Y, Duprez T, Xu TM, Reychler H. Threedimensional appearance of the lips muscles with threedimensional isotropic MRI: in vivo study. Int J CARS 2009;4(4):349-352.

Penna V, Stark GB, Eisenhardt SU, Bannasch H, Iblher N. The aging lip: a comparative histological analysis of age-related changes in the upper lip complex. Plast Reconstr Surg 2009;124(2):624-628.

Pensler JM, Ward JW, Parry SW. The superficial musculoaponeurotic system in the upper lip: an anatomic study in cadavers. Plast Reconstr Surg 1985;75(4):488-494.

Pinar YA, Bilge O, Govsa F. Anatomic study of the blood supply of perioral region. Clin Anat 2005;18(5):330-339.

Surek CC, Guisantes E, Schnarr K, Jelks G, Beut J. "No touch" technique for lip enhancement. Plast Reconstr Surg 2016;138(4):603e-613e.

### Lábio Superior

Edizer M, Mağden O, Tayfur V, Kiray A, Ergür I, Atabey A. Arterial anatomy of the lower lip: a cadaveric study. Plast Reconstr Surg 2003;111(7):2176-2181.

Tansatit T, Apinuntrum P, Phetudom T. A typical pattern of the labial arteries with implication for lip augmentation with injectable fillers. Aesthetic Plast Surg 2014;38(6):1083-1089.

### Sulco Nasolabial

Barton FE Jr, Gyimesi IM. Anatomy of the nasolabial fold. Plast Reconstr Surg 1997;100(5):1276-1280.

Beer GM, Manestar M, Mihic-Probst D. The causes of the nasolabial crease: a histomorphological study. Clin Anat 2013;26(2):196-203.

Pessa JE, Brown F. Independent effect of various facial mimetic muscles on the nasolabial fold. Aesthetic Plast Surg 1992;16(2):167-171.

Rubin LR, Mishriki Y, Lee G. Anatomy of the nasolabial fold: the keystone of the smiling mechanism. Plast Reconstr Surg 1989;83(1):1-10.

Yang HM, Lee JG, Hu KS, et al. New anatomical insights on the course and branching patterns of the facial artery: clinical implications of injectable treatments to the nasolabial fold and nasojugal groove. Plast Reconstr Surg 2014;133(5):1077-1082.

### Gestão de Complicações

Cohen JL. Understanding, avoiding, and managing dermal filler complications. Dermatol Surg 2008;34(Suppl 1):S92-S99.

Daines SM, Williams EF. Complications associated with injectable soft-tissue fillers: a 5-year retrospective review. JAMA Facial Plast Surg 2013;15(3):226-231.

DeLorenzi C. Complications of injectable fillers, part I. Aesthet Surg J 2013;33(4):561-575.

DeLorenzi C. Complications of injectable fillers, part 2: vascular complications. Aesthet Surg J 2014;34(4):584-600.

Eversole R, Tran K, Hansen D, Campbell J. Lip augmentation dermal filler reactions, histopathologic features. Head Neck Pathol 2013;7(3):241-249.

Park TH, Seo SW, Kim JK, Chang CH. Clinical experience with hyaluronic acid-filler complications. J Plast Reconstr Aesthet Surg 2011;64(7):892-896.

Sclafani AP, Fagien S. Treatment of injectable soft tissue filler complications. Dermatol Surg 2009;35(Suppl 2):1672-1680.

# Capítulo 4
## A Têmpora e a Sobrancelha

Camadas da Fáscia Temporal, Compartimentos Temporais Superior e Inferior e Septo Temporal Inferior — 61

Artéria Temporal Superficial, Veia Sentinela, Divisão da Sobrancelha e Componentes Superficiais Temporais — 64

Técnicas Preferidas dos Autores para Volumização Temporal — 66

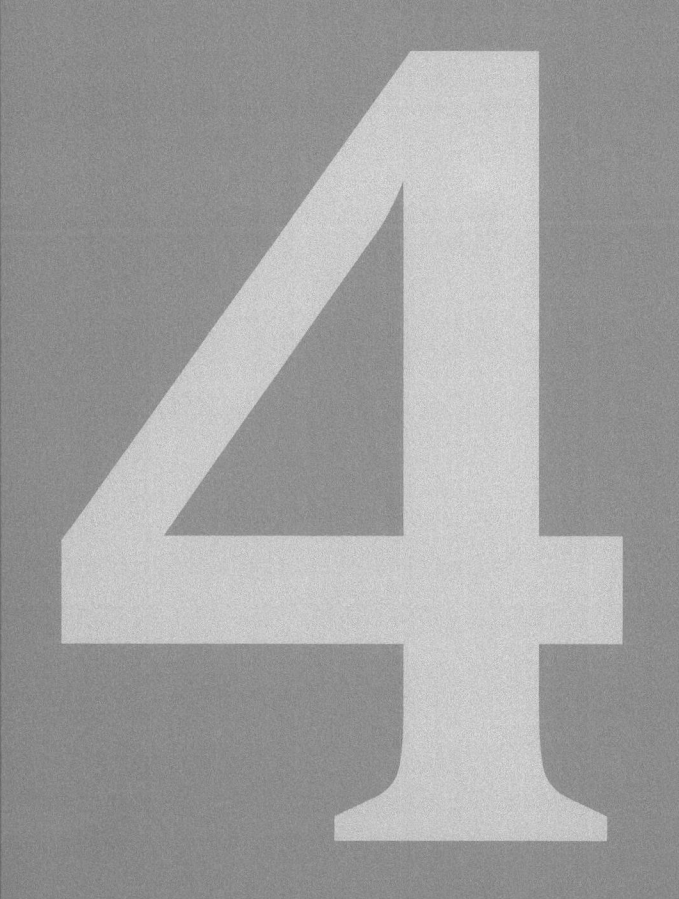

# 4 A Têmpora e a Sobrancelha

*Jerome Paul Lamb* ▪ *Christopher Chase Surek*

## Camadas da Fáscia Temporal, Compartimentos Temporais Superior e Inferior e Septo Temporal Inferior

O esvaziamento temporal é um problema comum na face em envelhecimento e a nomenclatura pode ser confusa. A perda de volume na têmpora, com a idade, pode ser o resultado da atrofia do coxim adiposo temporal, da gordura superficial lateral orbitária e da gordura lateral da bochecha temporal. O termo cunhado como **esvaziamento temporal** (*temporal hollowing*) reflete a deficiência na gordura e/ou no músculo temporal. De acordo com esse fenômeno de envelhecimento, os contornos esqueléticos mais proeminentes adjacentes à têmpora podem diminuir ainda mais a projeção temporal percebida. Como regra geral, os autores defendem a subcorreção, em comparação com a correção exagerada para contorno temporal (**Vídeo 4.1**).

À medida que as camadas do couro cabeludo convergem para a têmpora, a gálea aponeurótica se transforma em fáscia temporal superficial (sinônimo de fáscia temporoparietal [TPF]); em contraste, o periósteo torna-se sinônimo de fáscia temporal profunda. A fáscia temporal profunda é composta de lâminas nomeadas em separado (superficial e profunda) no nível do arco zigomático. Essas lâminas se fundirão a 2-3 cm cefálicos ao arco zigomático em uma camada como a linha de fusão temporal. Um método reprodutível para compreender a anatomia temporal é dividir a têmpora em compartimentos temporais superior e inferior, o que foi refinado e bem descrito por Bryan Mendelson *et al*.

O compartimento temporal superior é limitado superiormente pelo septo temporal superior. Esse septo é o limite superior da região da têmpora. Nesse ponto, o periósteo converte-se em fáscia temporal profunda. O septo atravessa em sentido anterior para a aderência ligamentosa temporal triangular (TLA). Essa aderência (TLA) é a "pedra angular" que representa a convergência dos septos temporais superior e inferior. Não há estruturas vitais no compartimento temporal superior e é dentro dos limites desse espaço que o dissector cirúrgico pode visualizar a posição escancarada do compartimento de gordura temporal pelas duas lâminas da fáscia temporal profunda.

A borda cefálica do compartimento temporal inferior é o septo temporal inferior. O assoalho do compartimento é composto por uma densa fáscia temporal fibrogordurosa da parótida; essa fáscia se condensa à medida que viaja em sentido caudal para o zigoma inferior, funde-se com os ligamentos zigomático-cutâneos e forma a borda inferior relativa do compartimento.

O compartimento de gordura profunda da região periorbitária superior é o compartimento de gordura do músculo retro-orbicular do olho (ROOF). A gordura fica profunda nesse músculo e na gálea. A deflação dessa gordura resulta em sulcos profundos na pálpebra superior e descida da cauda da sobrancelha.

A compreensão completa da anatomia vascular da têmpora é importante para evitar complicações não desejadas. Três ramos separados da artéria carótida externa fornecem suprimento vascular na região temporal. A artéria temporal superficial (STA) corre no interior da TPF. Um ramo anterior da STA correrá com os ramos temporais do nervo facial e, com frequência, comunica-se com a artéria supraorbitária (**Fig. 4.1**). A injeção intravascular nessa artéria pode resultar em trombose retrógrada do sistema oftálmico e oclusão subsequente da artéria central da retina e cegueira; portanto, a injeção superficial com agulha na região deverá ser aplicada com cautela. Na fáscia temporal profunda ficam as artérias temporais média e profunda. Deve-se notar que a artéria temporal profunda surge da artéria maxilar interna. A injeção descuidada nessa artéria pode resultar em oclusão vascular retrógrada e complicações significativas. Como resultado, nós só recomendamos injeções com agulha no quadrante medial inferior da fossa temporal (consultar a seção "Técnicas Preferidas dos Autores para Volumização Temporal"). Para o restante da têmpora recomendamos cânulas ou no compartimento temporal superior, que é um plano avascular, ou nos compartimentos de gordura superficial temporal.

A **Fig. 4.2** apresenta a anatomia macroscópica da neurovasculatura e o espaço temporal superior.

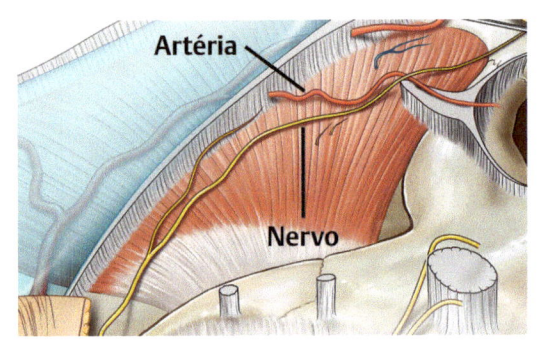

**Fig. 4.1** Ilustração da intersecção do ramo frontal do nervo facial e o ramo anterior da artéria temporal superficial.

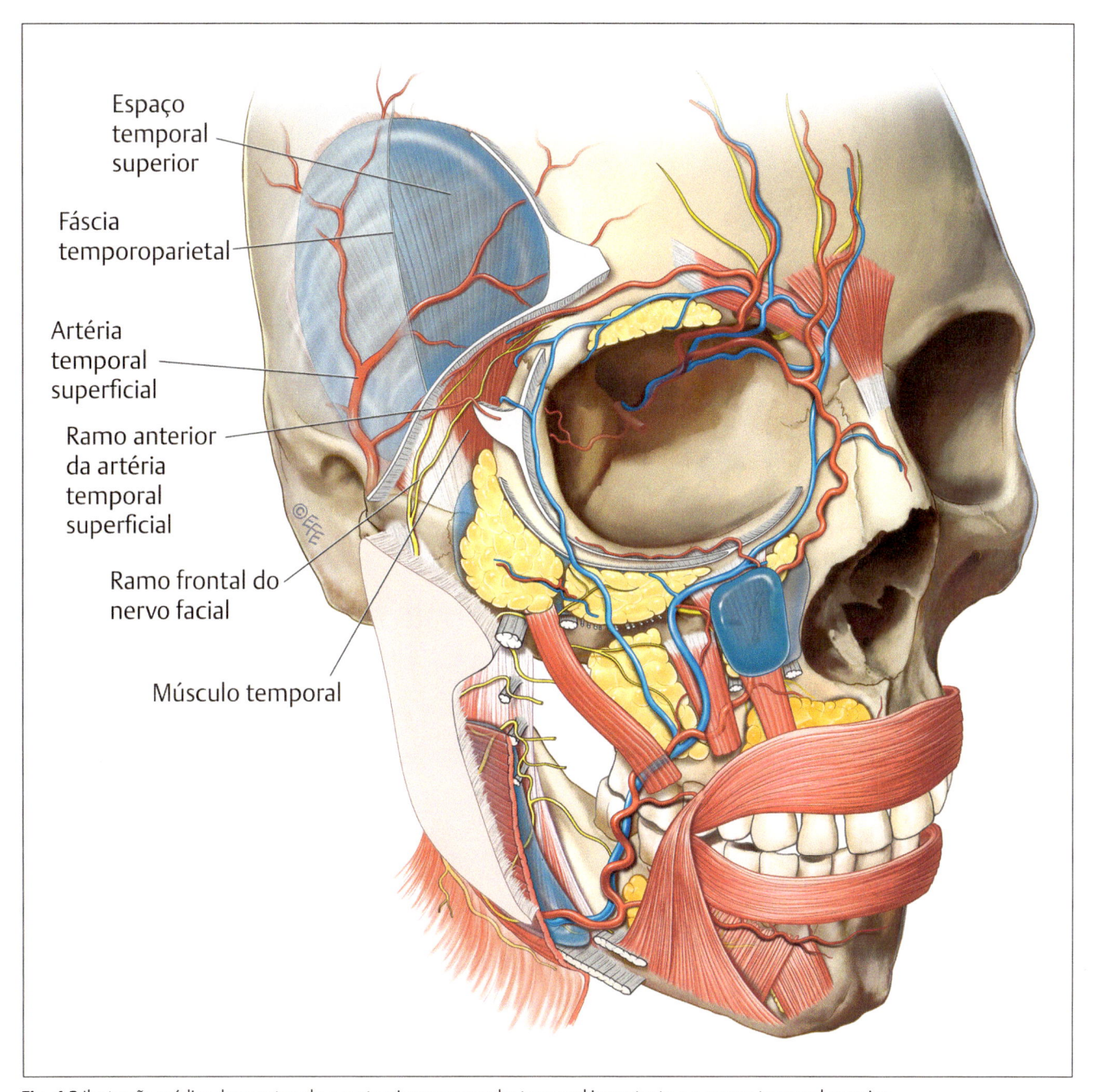

**Fig. 4.2** Ilustração médica demonstrando a anatomia neurovascular temporal importante e o espaço temporal superior.

## Artéria Temporal Superficial, Veia Sentinela, Divisão da Sobrancelha e Componentes Superficiais Temporais

O septo temporal inferior é uma estrutura ligamentosa de duas lâminas; a lâmina inferior estabiliza o ramo dos ramos temporais do nervo facial. Esse ramo é sinônimo de ramo frontal do nervo facial. O ramo frontal corre próximo ao periósteo do arco zigomático lateral que cursa anterior e inferior ao septo infratemporal. O nervo torna-se mais superficial à medida que corre em sentido cefálico na TPF, no teto do compartimento temporal inferior. O ramo frontal cruza consistentemente superficial a um ramo anterior da STA, onde é minimamente investido de fáscia delgada, do lado de baixo da gordura subcutânea. Esses ramos continuarão seu curso pela testa e ROOF. É importante notar que os ramos zigomático-temporais e a veia sentinela correm no compartimento temporal inferior. Procedimentos com cânula deslizam prontamente ao longo da extensão superficial do septo infratemporal, no espaço temporal superior. O aumento cirúrgico com implantes ou outros compostos sintéticos demonstra que a volumização pode ser feita em ambos os planos submuscular e supramuscular nesse compartimento.

Uma estrutura anatômica adicional a ser notada é o túnel temporal definido por Bryan Mendelson. Trata-se de um espaço profundo que atravessa entre o espessamento orbitário lateral (superiormente), o ligamento de retenção orbicular (medialmente) e a TPF (lateralmente). A dissecção cega por esse espaço leva, com segurança, para o espaço pré-zigomático.

Há dois compartimentos de gordura na região da têmpora. O primeiro é o compartimento de gordura superficial da bochecha temporal lateral. A borda cefálica desse compartimento é a crista temporal e o septo temporal superior; o compartimento é um bom alvo para a volumização da têmpora. Cânulas cegas encontrarão resistência nas fronteiras caudal e cefálica do compartimento correspondendo com os septos temporais quando eles se inserem na pele. O compartimento de gordura superficial orbitário lateral está localizado caudal ao septo temporal inferior.

A vasculatura da sobrancelha superior foi descrita em 3D por estereorradiografia usando injeção de bário na árvore arterial. Ambas as artérias superficial e profunda correm ao longo de um septo contíguo ao limite membranoso do ligamento de retenção orbitário e atravessam superficialmente para a pele, pinçando o músculo palpebral orbicular do olho da pálpebra superior. Essa septação superficial é perceptível durante procedimentos de volumização à base de cânula.

A veia sentinela drena na veia temporal média que fica no coxim de gordura temporal montado pela fáscia temporal profunda. A localização dos feixes neurovasculares supraorbitário e supratroclear está bem descrita e é familiar para a maioria dos médicos. A cegueira ocorreu em ambos os preenchedores injetáveis e os procedimentos de enxertia de gordura. O diâmetro arterial de ambas as artérias superficial e profunda na sobrancelha lateral cria a possibilidade da injeção intra-arterial somente com agulhas do menor calibre possível. Entretanto, como a injeção se processa em sentido medial, o diâmetro arterial dilata-se rapidamente, tornando as injeções com agulha de menor calibre significativamente mais arriscadas.

> **Dica de Preenchimento**
>
> Durante injeções na têmpora inferior, deve-se evitar a junção do nervo facial e o ramo anterior da STA.

A **Fig. 4.3** ilustra os compartimentos de gordura superficial temporal.

# A Têmpora e a Sobrancelha

Compartimento da bochecha temporal lateral

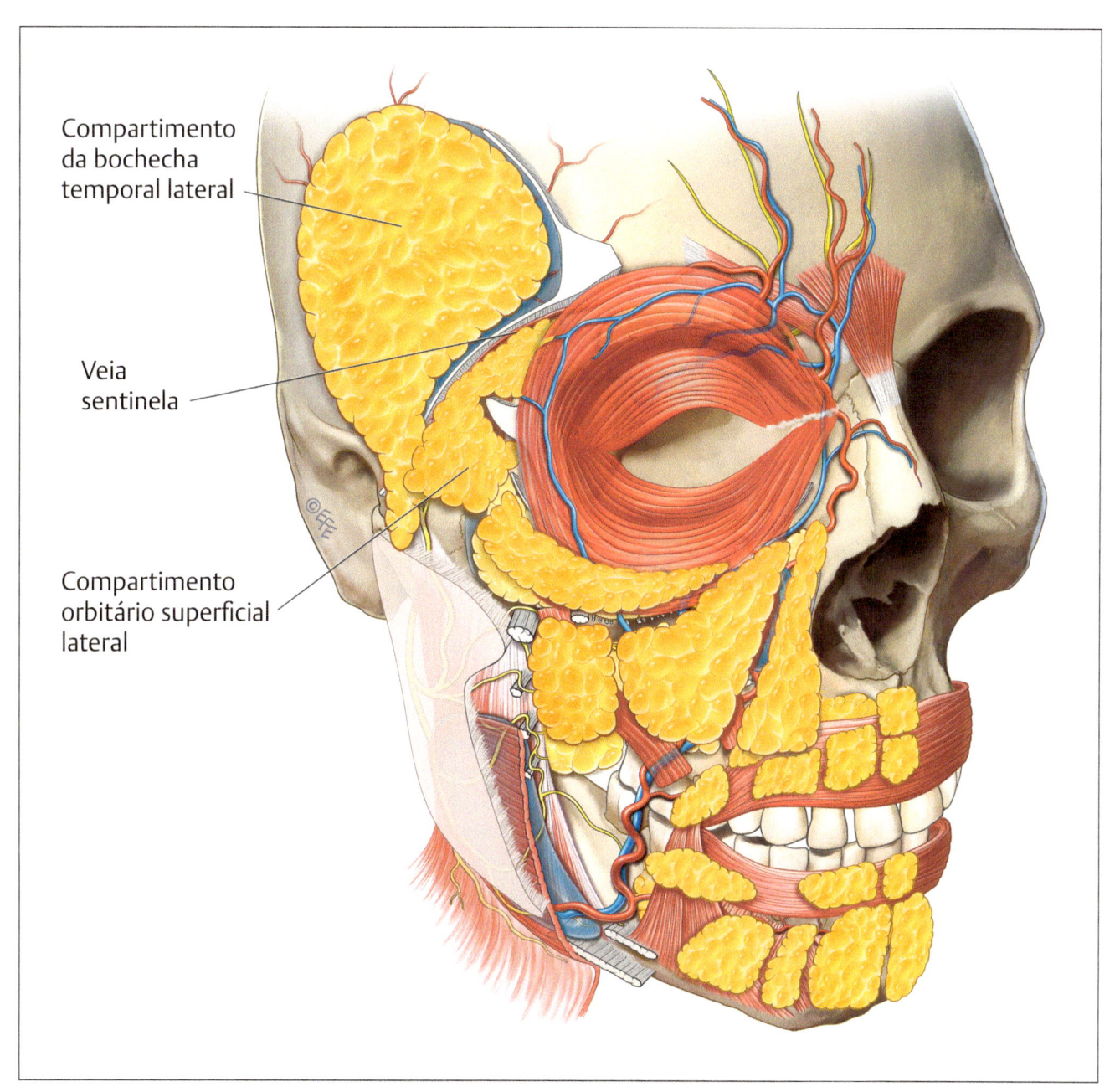

Veia sentinela

Compartimento orbitário superficial lateral

Fig. 4.3 Ilustração médica dos compartimentos de gordura superficial da têmpora.

## Técnicas Preferidas dos Autores para Volumização Temporal

### Temporal Lateral (Superficial)

O sítio de inserção para a cânula está localizado ao longo da borda anterior da costeleta, 2 a 3 cm superiores à raiz helical. Uma vez profunda na derme, a cânula permanece na gordura superficial e avança em sentido medial e o injetor sentirá pequena resistência à medida que a cânula atravessa o compartimento de gordura. Deposições da cânula podem ser feitas em modelo de leque retrógrada até se atingir o efeito estético desejado.

### Temporal Anterior (Superficial)

A porta de entrada fica na intersecção vertical e horizontal da costeleta. A cânula correrá no lado anterior-inferior do septo temporal inferior superficial, o que se correlaciona topograficamente com a linha de Pitanguy. A cânula encontrará resistência ao longo da borda cefálica do espaço na crista temporal. Em sentido caudal, os limites serão os dois terços anteriores do arco zigomático.

A **Fig. 4.4** ilustra essas técnicas de volumização temporal superficial e profunda.

# A Têmpora e a Sobrancelha

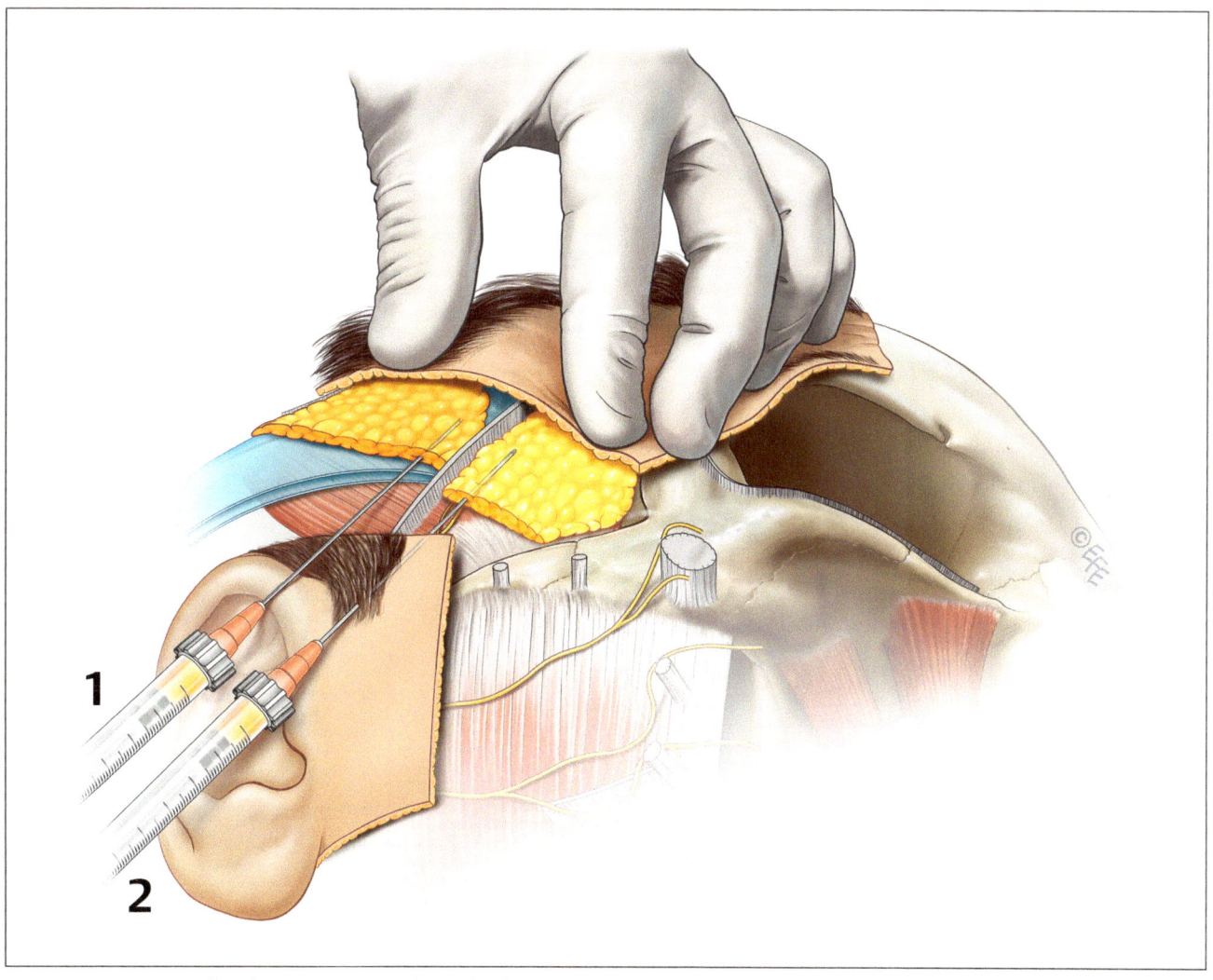

**Fig. 4.4** Demonstração de volumização temporal superficial no compartimento da bochecha temporal lateral e a gordura temporal superficial.

## Periorbitária Profunda

A volumização do compartimento de ROOF na face em envelhecimento pode melhorar a forma e a aparência periorbitárias (**Vídeo 4.2**). Antes da injeção, o injetor deverá tentar apalpar a incisura supraorbitária. Essa é uma fronteira medial e todas as injeções deverão permanecer laterais a esse limite para evitar lesão vascular. A identificação topográfica da localização estimada dos vasos supraorbitários e supratrocleares é recomendada antes da injeção. O injetor usa a técnica de pinçar e puxar nos tecidos da sobrancelha. A agulha ou cânula é inserida lateral à cauda da sobrancelha e avança em sentido medial, em um plano profundo cefálico à borda supraorbitária. A injeção retrógrada é realizada até se atingir o efeito estético desejado.

## Temporal Anterior

Arthur Swift descreveu uma técnica "um para cima, um por cima" (*"one up, one over"*) para volumização temporal profunda anterior (**Vídeo 4.3**). Swift afirma que o ramo anterior da temporal profunda não fica mais anterior que 1,8 cm da borda orbitária lateral. O injetor pode apalpar a topografia da linha de fusão da têmpora ao longo da fossa temporal escafoide. A área-alvo fica 1 cm superior à borda supraorbitária ao longo da linha de fusão temporal e 1 cm lateral a partir dessa linha dentro da fossa temporal. Essa localização é medial a qualquer vasculatura temporal grande e a injeção profunda deverá ser segura quanto à lesão vascular. O injetor deverá usar um produto com *G-prime* alto e coesividade. Antes da injeção no sítio-alvo, o injetor poderá buscar pulsação com pressão digital para assegurar que não haja um vaso atravessando essa zona alvejada. O injetor colocará a agulha profundamente até o osso. Nesse nível, a agulha fica em um plano avascular, com a intenção do preenchedor espalhar-se entre a fáscia temporal profunda e o músculo temporal. Antes de depositar o bolo, o injetor pode colocar o dedo indicador da mão contralateral na linha do cabelo da têmpora para prevenir que o preenchedor se espalhe na fossa temporal embaixo dessa linha, maximizando assim a distribuição do preenchedor nas porções mais visíveis da fossa temporal.

A técnica "um para cima, um por cima" é mostrada na **Fig. 4.5.**

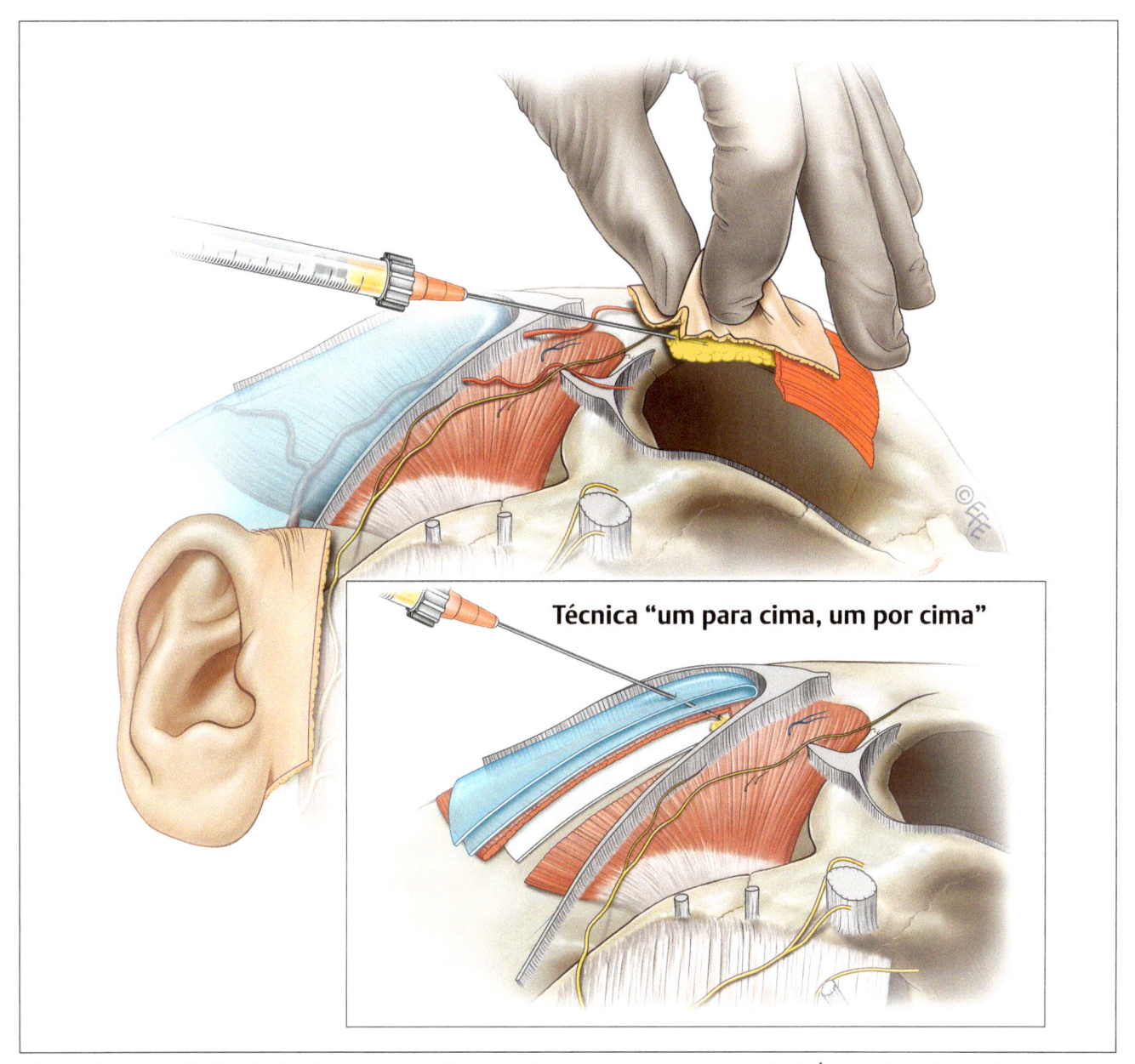

**Fig. 4.5** Demonstração de volumização temporal anterior com a técnica "um para cima, um por cima". É mostrada a volumização periorbitária do compartimento de gordura retro-orbicular do olho.

## Leitura Sugerida
### Anatomia da Têmpora

Kawai K, Imanishi N, Nakajima H, Aiso S, Kakibuchi M, Hosokawa K. Arterial anatomical features of the upper palpebra. Plast Reconstr Surg 2004;113(2):479-484.

Mendelson B, Wong C. Anatomy of the aging face. In: Neligan PC, ed. Plastic Surgery. Vol. 2. 3rd Philadelphia, PA: Elsevier Saunders; 2013:78-92.

Moss CJ, Mendelson BC, Taylor GI. Surgical anatomy of the ligamentous attachments in the temple and periorbital regions. Plast Reconstr Surg 2000;105(4):1475-1490, discussion 1491-1498.

O'Brien JX, Ashton MW, Rozen WM, Ross R, Mendelson BC. New perspectives on the surgical anatomy and nomenclature of the temporal region: literature review and dissection study. Plast Reconstr Surg 2013;131(3):510-522. Discussion by Knize D. on 523-525.

Pessa J, Rohrich R. Facial Topography: Clinical Anatomy of the Face. St. Louis, MO: Quality Medical Publishing; 2012.

Stuzin JM, Wagstrom L, Kawamoto HK, Wolfe SA. Anatomy of the frontal branch of the facial nerve: the significance of the temporal fat pad. Plast Reconstr Surg 1989;83(2):265-271.

### Volumização e Aumento da Têmpora

Fontdevila J, Serra-Renom JM, Raigosa M, et al. Assessing the long-term viability of facial fat grafts: an objective measure using computed tomography. Aesthet Surg J 2008;28(4):380-386.

Gordon CR, Yaremchuk MJ. Temporal augmentation with methyl methacrylate. Aesthet Surg J 2011;31(7):827-833.

Sykes JM. Applied anatomy of the temporal region and forehead for injectable fillers. J Drugs Dermatol 2009; 8(10, Suppl):s24-s27.

Sykes JM, Cotofana S, Trevidic P, et al. Upper face: clinical anatomy and regional approaches with injectable fillers. Plast Reconstr Surg 2015; 136(5, Suppl):204S-218S.

# Índice Remissivo

Entradas acompanhadas por um *f* em itálico ou **t** em negrito indicam figuras e tabelas, respectivamente

## A
Anatomia linfática
  da pálpebra inferior
    e da região malar
      da face, 27
        linfáticos faciais, 28
        ramificações para o cirurgião, 32
Anatomia nasolabial, 48
Área perioral
  queixo
    *e jowl*, 37
Artéria
  temporal
    superficial, 64

## B
Blefaroplastia
  da pálpebra inferior, **32t**
Boca
  gordura retro-orbicular da, 42
Bolsa
  malar, 18

## C
Compartimentos adiposos
  infraorbital, 18
  medial
    profundo
      da face, 10
  suborbicular
    do olho medial
      e lateral, 10
  superficial, 18
Compartimentos temporais
  inferior, 61
  superior, 61
Coxim
  adiposo
    pré-periosteal, 6

## E
Envelhecimento
  dos lábios
    e da região perioral
      características do, 37
        conceitos contemporâneos, 37
Espaço
  perioral
    em potencial, 42
  piriforme
    profundo, 6, *6f, 16f*
  pré-maxilar, 16, *17f*
  pré-zigomático, 8
    cápsula do, *8f*
    ilustração médica do, *9f*

## F
Face
  comportamento
    adiposo
      medial
        profundo da, 10, *11f*
  região malar da, 27
  terço médio da, 3
    anatomia vascular do, 14
      arterial, 14
      venosa, 14, *15f*
    espaços mais profundos do, *7f*
    ligamentos retentores
      principais do, *5f*
    parte inferior do, 4, 6, 10
    parte lateral do, 22
    parte superior do, 4, 6, 8, 10, 18
    volumização do, 20
      injeção profunda, 20, *21f*
Fáscia temporal
  camadas da, 61

## G
Gordura
  facial
    medial
      profunda, 10
        componente lateral da, 10
        componente medial da, 10
  retro-orbicular, 42, 50
    da boca, 42, 50
  superficial, 46
    compartimentos de, 46

## J
*Jowl*
  anatomia profunda do, 37

## L
Lábio(s)
  compartimentos superficiais dos, 42, 46
  envelhecimento dos, 37
    conceitos contemporâneos, 37
  inferior, 54
    aumento do, 54
  interface lábio-queixo, 56
  superior, 46, 52
    anatomia vascular do, 46
    aumento do, 52
      comissura labial, 52
      o filtro e o rolo branco, 52
      vermelhão, 52
Ligamento(s)
  mandibular
    do platisma, 37

osseocutâneo mandibular, 37
retentor(es), 3
　massetéricos, 3
　maxilares, 3
　orbital, 3
zigomaticocutâneos, 3
Linfáticos
　faciais, 28

## M

Músculo
　retro-orbicular
　　da boca, 50
　　　gordura do, 50

## N

Nervo
　facial, 12
　　cinco ramos do, *13f*
Olho
　medial
　　e lateral, 10
　　　comportamentos adiposos suborbicular do, 10

## P

Pálpebra
　inferior, 27
　　anatomia linfática da, 27
Periorbitária
　profunda, 68
　　temporal anterior, 68

## Q

Queixo
　anatomia profunda do, 37
　compartimento lateral
　　profundo do, 40, *41f*

## R

Ramificações
　para o cirurgião, 32
Ramo
　bucal, 12
　cervical, 12
　frontal ou temporal, 12
　mandibular
　　marginal, 12
　　zigomático, 12
Região malar
　anatomia linfática da, 27
Região perioral
　compartimento da, 40
　　anatomia muscular, 40
　envelhecimento da, 37
　inferior, 44
　　anatomia vascular da, 44
Rejuvenescimento perioral
　técnicas preferidas
　　dos autores para, 50
　　　interface columela-lábio, 50
Rugas
　periorais
　　verticais, 50

## S

Septo
　temporal
　　inferior, 61
Sobrancelha, 61
　divisão da, 64

## T

Têmpora
　e a sobrancelha, 61
　　artéria temporal superior, 64
　　camadas da fáscia temporal, 61
　　volumização, 66

## V

Veia
　sentinela, 64
Volumização
　do terço médio
　　da face, 20
　　　profunda, 20
　superficial, 22
　temporal, 66
　　anterior, 66
　　técnicas preferidas dos autores, 66